Inhalt

Kapitel 5: Pränatale Diagnostik

Kapitel 6: Reproduktionsmedizin

Biomedizin
Gentechnik
Stammzellforschung
Klonen
Reproduktionsmedizin

Diese Begriffe sind Schlagworte der Wissenschaft, die zu unserer Gegenwart gehören und gleichermaßen Faszination wie Argwohn hervorrufen. Befindet sich der Mensch auf dem Weg in ein neues Zeitalter? Wohin führt sein Streben?

Versuchen Sie Ziele einer menschenwürdigen Forschung zu benennen!
Recherchieren Sie im Internet, welche Folgen medizinisch-naturwissenschaftliche Forschung und die Einführung neuer Technologien unter Umständen haben können (Stichwort: »Risikofolgenabschätzung in der Medizin«).

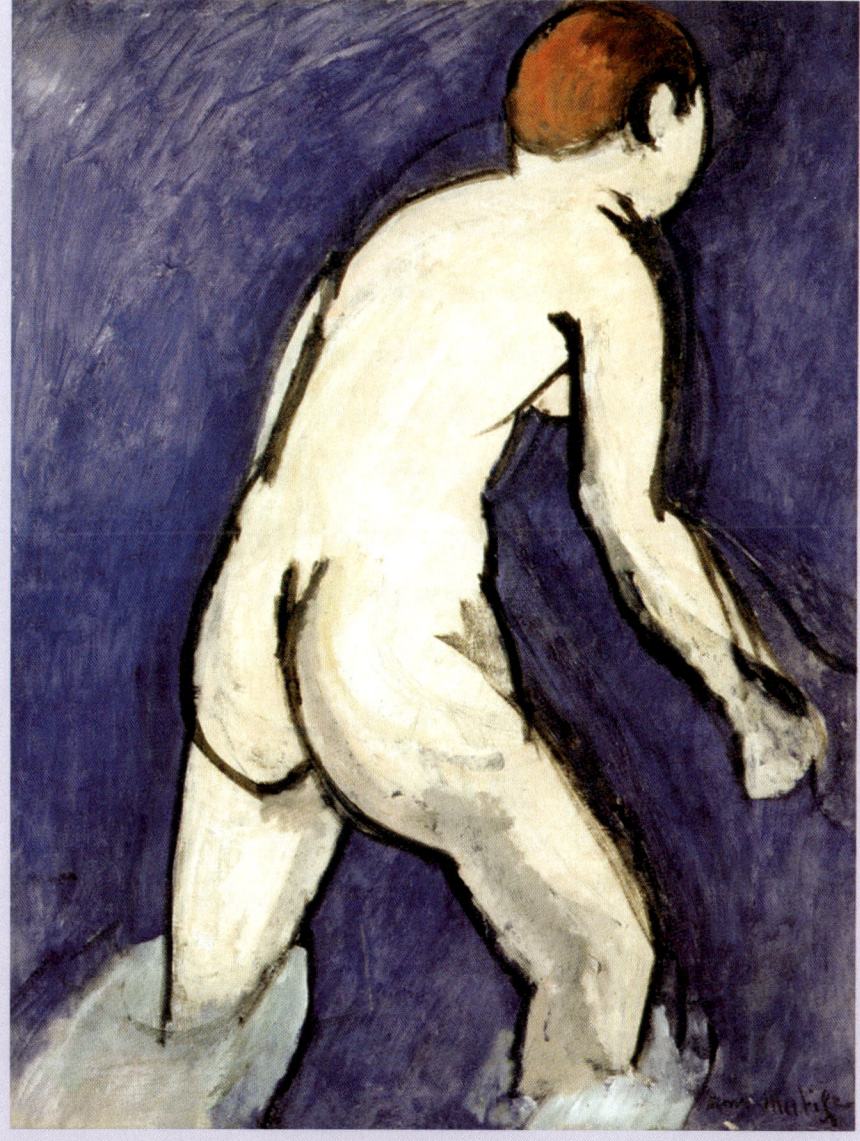

Henri Matisse, La Baigneuse (1909)

Johannes Rau

»Wird alles gut? – Für einen Fortschritt nach menschlichem Maß«

Am 18. Mai 2001 hielt der ehemalige Bundespräsident Johannes Rau (geb. 1931) eine Rede, in der er in sehr grundsätzlicher Weise die Frage nach den ethischen Maßstäben bio-medizinscher Forschung erörterte. Mit seiner noch heute viel beachteten »Berliner Rede« sorgte der Bundespräsident für großes Aufsehen, weil er – von seiner christlichen Grundhaltung ausgehend – Position in einer heftig umstrittenen Debatte bezieht.

[…]

Die Antworten auf die Frage: »Was ist gut für den Menschen« finden wir weder in der Natur noch in unseren technischen Möglichkeiten. Wir können sie nur finden, wenn wir ethische Grundsätze für unser persönliches Leben und für das Zusammenleben von Menschen formulieren, achten und selber leben. Ganz gleich, was wir tun oder nicht tun, wir treffen ja immer wertende Entscheidungen – gewollt oder unbedacht, bewusst oder unbewusst. Auch wenn wir über die

»Tabus sind keine Relikte vormoderner Gesellschaften«

neuen Möglichkeiten der Lebenswissenschaften sprechen, geht es nicht in erster Linie um wissenschaftliche oder um technische Fragen. Zuerst und zuletzt geht es um Wertentscheidungen. Wir müssen wissen, welches Bild vom Menschen wir haben und wie wir leben wollen. Ethische Grundsätze zu formulieren, das bedeutet, sich auf Maßstäbe und auf Grenzen zu verständigen. Nun ist es immer leicht, die Trauben zu verschmähen, die unerreichbar hoch hängen. Schwierig ist es, Grenzen da zu setzen und zu akzeptieren, wo man sie überschreiten könnte und sie sogar dann zu respektieren, wenn man dadurch auf bestimmte Vorteile verzichten muss. Ich glaube aber, dass wir genau das tun müssen. Ich glaube, dass es Dinge gibt, die wir um keines tatsächlichen oder vermeintlichen Vorteiles willen tun dürfen. Tabus sind keine Relikte vormoderner Gesellschaften, keine Zeichen von Irrationalität. Ja, Tabus anzuerkennen, das kann ein Ergebnis aufgeklärten Denkens und Handelns sein. […]

In der Diskussion über die Möglichkeiten der Lebenswissenschaften spielen Hoffnungen eine ganz große Rolle. Die Heilung von schweren und schwersten Krankheiten: das ist es, was viele Menschen sich in erster Linie von den Fortschritten in der

»Es gibt viel Raum diesseits des Rubikon«

Bio- und Gentechnik versprechen. Viele leiden so sehr, dass sie und ihre Angehörigen inständig Heilungsmöglichkeiten und Linderungen herbeisehnen. Die meisten von uns kennen kranke Menschen, denen unsere Ärztinnen und Ärzte heute nicht oder nicht genug helfen können. Wer versteht nicht, dass sie auf jede Entwicklung setzen, die ihnen Hilfe verspricht? Überall auf der Welt wird zum Glück an Arzneimitteln und Behandlungsformen geforscht und gearbeitet, die kranken Menschen helfen sollen. Das geschieht – mit guten Aussichten – auch mit solchen Methoden der Bio- und Gentechnik, die niemanden in Gewissensnöte zu bringen brauchen. Diese Forschung verdient jede Ermutigung und Unterstützung. Es gibt in der Tat große Aufgaben: Denken wir nur an einige Krankheiten, die uns in unserem Teil der Welt täglich gegenwärtig sind: Diabetes, Krebs, Multiple Sklerose, Parkinson, Alzheimer. Vergessen wir aber nicht, dass in anderen Teilen der Welt Hunderte von Millionen Menschen noch mit ganz anderen Krankheiten zu kämpfen haben. Dabei denke ich nicht nur an AIDS, das für weite Teile des afrikanischen Kontinents eine noch weit größere Bedrohung ist als für uns, ich denke an Malaria, an Hepatitis oder an Parasitenbefall, an dem fast

die Hälfte der Weltbevölkerung leidet. Hier reichen manchmal wenige Mittel, um ganz vielen leidenden Menschen wirkungsvoll zu helfen. Wenn wir uns in Wissenschaft und Forschung zusätzlich anstrengen, dann können wir für Millionen Menschen weltweit außerordentlich großen Nutzen bringen. Ich bin fest davon überzeugt, dass wir unendlich viel Gutes erreichen können, ohne dass Forschung und Wissenschaft sich auf ethisch bedenkliche Felder begeben müssen. Es gibt viel Raum diesseits des Rubikon. […]

Was in der Biotechnologie und in der Fortpflanzungsmedizin geschieht oder möglich ist, das hat in einem wesentlichen Punkt eine völlig neue Qualität: Da geht es nicht mehr allein um technologische Chancen und Risiken für Mensch und Umwelt. Zum ersten Mal scheint die Menschheit fähig, den Menschen selber zu verändern, ja ihn genetisch neu zu entwerfen. Angesichts der moralischen Dimension dieser Fragen wird es niemanden erstaunen, dass die Kirchen hier besonders engagiert sind. Es wäre aber ein Irrtum, zu glauben, es handelte sich dabei um bloße kirchliche Sondermoral. Man muss ja wahrlich kein gläubiger Christ sein, um zu wissen und um zu spüren, dass bestimmte Möglichkeiten

»Wo die Menschenwürde berührt ist, zählen keine wirtschaftlichen Argumente«

und Vorhaben der Bio- und Gentechnik im Widerspruch zu grundlegenden Wertvorstellungen vom menschlichen Leben stehen. Diese Wertvorstellungen sind – nicht nur bei uns in Europa – in einer mehrtausendjährigen Geschichte entwickelt worden. Sie liegen auch dem schlichten Satz zu Grunde, der in unserem Grundgesetz allem anderen vorangestellt ist: Die Würde des Menschen ist unantastbar. Diese Wertvorstellungen zieht niemand ausdrücklich in Zweifel. Wir können es uns aber auch nicht leisten, ethische Überzeugungen unbewusst oder schweigend aufzugeben oder sie zur Privatangelegenheit zu erklären. Wir müssen uns darüber klar sein, was die Folgen wären, wenn wir den Wertekanon, den

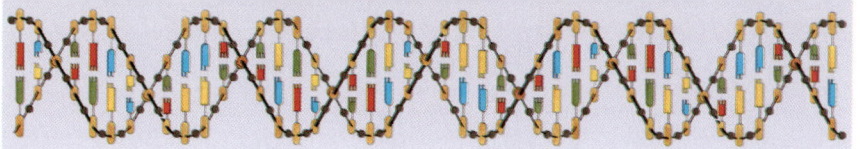

wir in einer langen Geschichte entwickelt haben, als Grundlage allen staatlichen Handelns in Frage stellten. Würden wir dann nicht die Gefangenen einer Fortschrittsvorstellung, die den perfekten Menschen als Maßstab hat? Würden damit nicht Auslese und schrankenlose Konkurrenz zum obersten Lebensprinzip? Das wäre eine völlig andere, das wäre eine neue Welt – keine schöne. Nach meinem Eindruck haben sich solche Vorstellungen durchaus schon verbreitet. Das zeigen manche Argumente, die man zuweilen in der Debatte über Fragen der Gentechnologie hören kann. Die Optimierung zum Stärksten und Besten wird zu einer selbstverständlichen Vorstellung. Wird dann nicht der menschliche Körper selber zur Ware und zu einem Gegenstand ökonomischen Kalküls? Selbstverständlich: Wirtschaftliche Argumente haben einen legitimen Platz in der Debatte über die Nutzung des medizinischen Fortschritts. Für Arbeitsplätze zu sorgen, für gesicherte Lebensverhältnisse – das ist natürlich auch eine ethisch begründete Verpflichtung. Dazu gehört Unternehmergeist. Dazu gehört das Streben nach wirtschaftlichem Erfolg. Dazu gehört politische Leistung. Die Teilhabe aller an Fortschritt und Wohlstand ist ein Gebot der Gerechtigkeit. Entscheidend sind aber doch Rangordnung und Gewichtung der Argumente. Wir sind uns gewiss einig darüber, dass etwas ethisch Unvertretbares nicht dadurch zulässig wird, dass es wirtschaftlichen Nutzen verspricht. Wo die Menschenwürde berührt ist, zählen keine wirtschaftlichen Argumente. Zur Ernsthaftigkeit und zur Lauterkeit gehört es aber auch, dass ethische Argumente nicht dazu missbraucht werden, andere Interessen durchzusetzen. […]

Manche fordern, dass auch in Deutschland die Präimplantationsdiagnostik, kurz PID, erlaubt werden soll. Dabei geht es um die Frage: Soll bei einer künstlichen Befruchtung ein Embryo auf genetische Schäden untersucht werden, bevor er in den Körper einer Frau eingepflanzt wird? Darf der Embryo beseitigt oder darf er verwertet werden, wenn solcher Schaden festgestellt wird? Dieses Verfahren – so sagen seine Befürworter – soll nur in ganz wenigen Fällen angewen-

det werden, nämlich bei Paaren, bei denen mit schweren Erbschäden gerechnet werden muss. Selbst nach Auffassung ihrer Befürworter handelt es sich also um eine Methode, die so pro-

»PID – ein Tor für biologische Selektion?«

blematisch ist, dass sie nur ganz selten eingesetzt werden soll – obwohl sie in tausenden von Fällen angewendet werden könnte. Aber müssen wir nicht fragen: Wäre eine solche Beschränkung einzuhalten, wenn die Erlaubnis einmal grundsätzlich gegeben ist? Widerspricht das nicht aller Lebenserfahrung? Und muss man deshalb nicht die Befürchtungen jener verstehen, die glauben, dass mit dieser neuen Form von Diagnostik die Tür geöffnet wird oder geöffnet werden soll zu ganz anderen Zielen. Nun wird gesagt, die PID könne man schon deswegen nicht verbieten, weil bei uns jedes Jahr Tausende von Abtreibungen straflos bleiben. Dieses Argument übersieht, dass es sich hier um zwei vollkommen unterschiedliche Sachverhalte handelt. Erinnern wir uns an die schwierige Debat-

te zum Paragraf 218: Eine breite Mehrheit der Abgeordneten des Deutschen Bundestages war der Überzeugung, dass das Leben des Kindes nicht gegen den Willen der Frau geschützt werden kann und dass Beratung und praktische Unterstützung das Leben besser schützen als Strafandrohung. Darum stellt der Paragraf 218 eine Abtreibung unter bestimmten Bedingungen straffrei. Er ist also kein Argument für die Präimplantationsdiagnostik, denn er zielt auf die unvergleichbare Konfliktsituation während einer Schwangerschaft. Er rechtfertigt keine Praxis, die das Tor weit öffnet für biologische Selektion, für eine Zeugung auf Probe. […]

Kinder sind ein Geschenk. Ich weiß, wie bitter es für viele ist, wenn sie keine Kinder bekommen können. Wenn es die Möglichkeit gibt, Kinder künstlich zu erzeugen oder die

»Es gibt kein Recht auf Kinder«

genetischen Anlagen eines Embryos zu testen, entsteht dann nicht leicht eine Haltung, dass jede und jeder, der eigene Kinder bekommen will, auch das

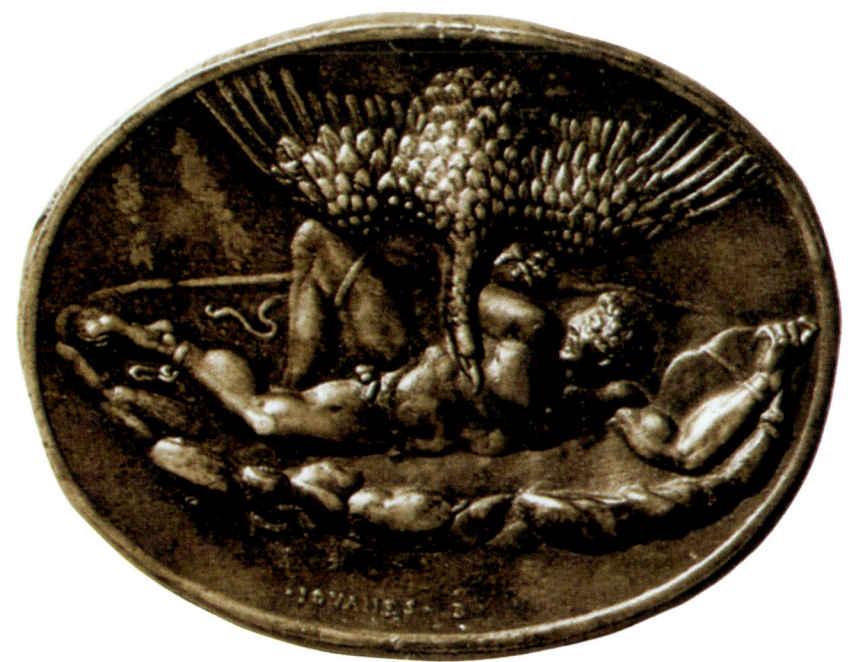

Prometheus wagte das Unmögliche, als er Zeus das Feuer entwendete. Zur Strafe wurde er an einen Felsen gefesselt, wo ihm täglich ein Adler die immer nachwachsende Leber aushackte, bis ihn Herakles befreite. Der Feuerraub symbolisiert bis heute den Kulturfortschritt des Menschen. Auch das Wissen über die genetischen Ursachen von Krankheiten kann ein Kulturfortschritt sein. Doch wie hoch ist der Preis für die Gesellschaft?

Recht dazu habe – und zwar sogar das Recht auf gesunde Kinder? Wo bisher unerfüllbare Wünsche erfüllbar werden oder erfüllbar scheinen, da entsteht daraus schnell ein Anschein von Recht. Wir wissen aber doch, dass es ein solches Recht nicht gibt. Noch so verständliche Wünsche und Sehnsüchte sind keine Rechte. Es gibt kein Recht auf Kinder. Aber es gibt sehr wohl ein Recht der Kinder auf liebende Eltern – und vor allem das Recht darauf, um ihrer selbst willen zur Welt zu kommen und geliebt zu werden. […]

Die Fortschritte in den Lebenswissenschaften wecken zum Glück auch die berechtigte Hoffnung, dass wir vieles verbessern können. Wir alle wünschen uns, dass Krankheiten immer genauer erforscht und im-

»Vieles wird besser, aber nicht alles wird gut«

mer wirksamer behandelt werden können. Gentechnik und Genomforschung spielen dabei eine wichtige Rolle. Ja, ich bin zuversichtlich: vieles wird besser werden. Aber glauben wir nicht den falschen Propheten, die uns sagen: alles wird gut. Gegen alle Heilsversprechungen und gegen alle Ohnmachtsgefühle sage ich: Fortschritt nach menschlichem Maß kennt seinen Wert und weiß um seine Werte. Das Gegenteil von unbegrenztem Fortschritt ist nicht Still-

stand oder Rückschritt. Wer gegen einen Fortschritt um jeden Preis plädiert, der ist kein Gegner des Fortschritts. Um unserer Freiheit willen müssen wir fragen: Was von den vielen neuen Möglichkeiten ist gut? Was müssen wir unbedingt versuchen? Was dürfen wir keinesfalls tun? Unser Umgang mit diesen Fragen muss geprägt sein vom Respekt vor dem Leben von Anfang an. Die Würde des Menschen lässt sich gegen keinen anderen Wert aufrechnen. Das Leben erinnert uns immer wieder daran, dass wir Menschen – bei allem Fortschritt – immer endliche Wesen bleiben. Wenn wir so tun, als seien unsere Möglichkeiten grenzenlos, überfordern wir uns selber. Dann verlieren wir das menschliche Maß. […]

Die Fragen nach Leben und Sterben betreffen uns alle. Darum dürfen sie nicht allein die Sache von Experten sein. Wir können unsere Antworten nicht delegieren: Nicht an die Wissenschaft, nicht an Kommissionen und nicht an Räte. Sie können uns gewiss helfen, aber wir müssen die Antworten selber geben. Wir müssen über diese Fragen streiten und dann gemeinsam entscheiden. Es geht um politische Entscheidungen. Wer die Entscheidungen über das, was gemacht werden soll, der Wissenschaft überlassen will, der verwechselt die Aufgaben von Wissenschaft und Politik in einem demokratischen Rechtsstaat. Wir brauchen eine

fundierte und gewissenhafte öffentliche Diskussion, in der nichts unausgesprochen bleibt: Weder die Absichten noch die Ziele, weder die Hoffnungen noch die Ängste, die sich mit den neuen Möglichkeiten verbinden. Wir brauchen Aufklärung im besten

»Für ein Leben nach menschlichem Maß«

Sinn des Wortes. Aufklärung richtet sich gleichermaßen gegen irrationale Ängste und apokalyptische Vorstellungen wie gegen pure technische Machbarkeitsphantasien. Wir müssen uns gemeinsam immer wieder neu darauf verständigen, welche Richtung wir dem Fortschritt geben wollen. Wir müssen immer wieder neu entscheiden, welche Grenzen wir überschreiten und welche Grenzen wir akzeptieren wollen. Wir müssen immer wieder wägen und entscheiden, welche Möglichkeiten unser Leben wirklich freier machen und welche Möglichkeiten uns bloß neuen Zwängen unterwerfen oder gar in das Leben anderer eingreifen. Die Zukunft ist offen. Sie ist kein unentrinnbares Schicksal und kein Verhängnis. Sie kommt nicht einfach über uns. Wir können sie gestalten – mit dem, was wir tun und mit dem, was wir nicht tun. Wir haben viele, wir haben große Möglichkeiten. Nutzen wir sie für einen Fortschritt und für ein Leben nach menschlichem Maß.

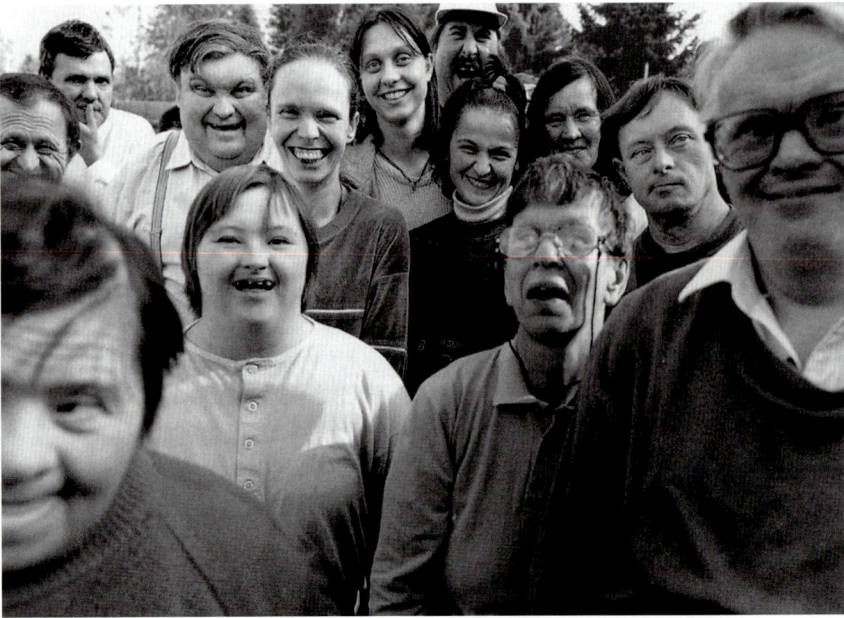

1. Formulieren Sie eine passende These zu jedem Textabschnitt.
2. Erörtern Sie die Rede des ehemaligen Bundespräsidenten und wägen Sie seine Argumente ab.
3. Entwerfen Sie einen kurzen Radiobeitrag, in dem Sie die ganze Rede in einer begründeten Gesamtthese zusammenfassen und präsentieren.
4. Angenommen Sie sind Leiterin/Leiter eines biomedizinischen Forschungslabors. Was halten Sie von den Ansichten des Bundespräsidenten, z.B. zur Frage der Tabuverletzung, der Anwendung der PID oder zu seiner Forderung nach einem Fortschritt »nach menschlichem Maß«?
5. Was könnte für die Menschen auf dem Bild (links) »Lebensglück« bedeuten.

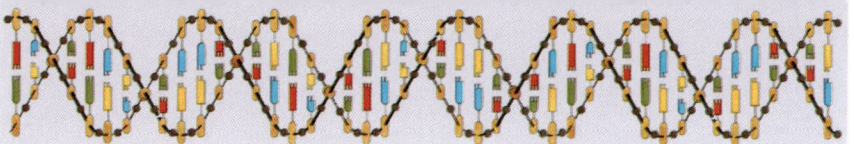

Die Bioethik-Konvention des Europarates

Übereinkommen zum Schutz der Menschenrechte und der Menschenwürde im Hinblick auf die Anwendung von Biologie und Medizin (Auszüge)

Präambel

Die Mitgliedsstaaten des Europarates, die anderen Staaten und die Europäische Gemeinschaft […] im Bewusstsein der raschen Entwicklung von Biologie und Medizin; überzeugt von der Notwendigkeit, menschliche Lebewesen in ihrer Individualität und als Teil der Menschheit zu achten, und in der Erkenntnis, dass es wichtig ist, ihre Würde zu gewährleisten; im Bewusstsein, dass der Missbrauch von Biologie und Medizin zu Handlungen führen kann, welche die Menschenwürde gefährden; bekräftigend, dass die Fortschritte in Biologie und Medizin zum Wohl der heutigen und der künftigen Generationen zu nutzen sind […] sind wie folgt übereingekommen:

Artikel 1 Gegenstand und Ziel

Die Vertragsparteien dieses Übereinkommens schützen die Würde und die Identität aller menschlichen Lebewesen und gewährleisten jedermann ohne Diskriminierung die Wahrung seiner Integrität sowie seiner sonstigen Grundrechte und Grundfreiheiten im Hinblick auf die Anwendung von Biologie und Medizin. […]

Artikel 2 Vorrang des menschlichen Lebewesens

Das Interesse und das Wohl des menschlichen Lebewesens haben Vorrang gegenüber dem bloßen Interesse der Gesellschaft oder der Wissenschaft. […]

Artikel 5 Allgemeine Regel

Eine Intervention im Gesundheitsbereich darf erst erfolgen, nachdem die betroffene Person über sie aufgeklärt worden ist und frei eingewilligt hat.

Die betroffene Person ist zuvor angemessen über Zweck und Art der Intervention sowie über deren Folgen und Risiken aufzuklären.

Die betroffene Person kann ihre Einwilligung jederzeit frei widerrufen.

Artikel 6 Schutz einwilligungsunfähiger Personen

(1) Bei einer einwilligungsunfähigen Person darf eine Intervention nur zu ihrem unmittelbaren Nutzen erfolgen […]

(2) Ist eine minderjährige Person von Rechts wegen nicht fähig, in eine Intervention einzuwilligen, so darf diese nur mit Einwilligung ihres gesetzlichen Vertreters oder einer von der Rechtsordnung dafür vorgesehenen Behörde, Person oder Stelle erfolgen. Der Meinung der minderjährigen Person kommt mit zunehmendem Alter und zunehmender Reife immer mehr entscheidendes Gewicht zu.

(3) Ist eine volljährige Person aufgrund einer geistigen Behinderung, einer Krankheit oder aus ähnlichen Gründen von Rechts wegen nicht fähig, in eine Intervention einzuwilligen, so darf diese nur mit Einwilligung ihres gesetzlichen Vertreters oder einer von der Rechtsordnung dafür vorgesehenen Behörde, Person oder Stelle erfolgen. […]

Artikel 9 Zu einem früheren Zeitpunkt geäußerte Wünsche

Kann ein Patient im Zeitpunkt der medizinischen Intervention seinen Willen nicht äußern, so sind die Wünsche zu berücksichtigen, die er früher im Hinblick auf eine solche Intervention geäußert hat. […]

Artikel 11 Nichtdiskriminierung

Jede Form von Diskriminierung einer Person wegen ihres genetischen Erbes ist verboten.

Artikel 12 Prädikative genetische Tests

Untersuchungen, die es ermöglichen, genetisch bedingte Krankheiten vorherzusagen oder bei einer Person entweder das Vorhandensein eines für eine Krankheit verantwortlichen Gens festzustellen oder eine genetische Prädisposition oder Anfälligkeit für eine Krankheit zu erkennen, dürfen nur für Gesundheitszwecke oder für gesundheitsbezogene wissenschaftliche Forschung und nur unter der Voraussetzung einer angemessenen genetischen Beratung vorgenommen werden. […]

Artikel 13 Intervention in das menschliche Genom

Eine Intervention, die auf die Veränderung des menschlichen Genoms gerichtet ist, darf nur zu präventiven, diagnostischen oder therapeutischen Zwecken und nur dann vorgenommen werden, wenn sie nicht darauf abzielt, eine Veränderung des Genoms von Nachkommen herbeizuführen. […]

Artikel 18 Forschung an Embryonen in vitro

(1) Die Rechtsordnung hat einen angemessenen Schutz des Embryos zu gewährleisten, sofern sie Forschung an Embryonen in vitro zulässt.

(2) Die Erzeugung menschlicher Embryonen zu Forschungszwecken ist verboten. […]

Geschehen zu Oviedo (Asturien) am 4. April 1997 in englischer und französischer Sprache, wobei jeder Wortlaut gleichermaßen verbindlich ist, in einer Urschrift, die im Archiv des Europarates hinterlegt wird.

Der Ungeist bricht sich Bahn

Dietrich Sattler

Der Ungeist bricht sich Bahn

Forschung an Embryonen, Eingriffe ins Erbgut, Experimente mit Behinderten – Verabschiedet sich Europa vom christlichen Menschenbild?

Jahrelang haben Experten vorwiegend aus Gesundheits- und Justizministerien an ihm gefeilt. Gentechniker und Reproduktionsmediziner reiben sich die Hände. Denn die Bioethik-Konvention gibt ihnen grünes Licht für allerlei Vorhaben, die freilich ihre Schattenseiten haben: Nicht nur die Forschung an lebensfähigen menschlichen Embryonen lässt sie zu, sondern auch Eingriffe in das Genom und Experimente an nicht einwilligungsfähigen Personen. Mögen Forscher und bioethische Feinmechaniker befriedigt sein, uns »Laien« sträuben sich die Haare. Die Würde des Menschen sei unantastbar, haben wir in der Schule gelernt.

Garantieren wir geistig Behinderten, psychisch Verwirrten, altersbedingt Gebrechlichen oder ins Wachkoma Gefallenen künftig nicht mehr die Unverletzlichkeit ihrer Person, lassen wir Mediziner an lebensfähigen Embryonen herumhantieren, dann geben wir das Herzstück der Humanität preis. Bisher galt: Ob gesund oder krank, ob unmündig oder im Besitz aller geistigen Kräfte – jeder Mensch ist ohne Unterschied etwas Einmaliges, er ist Person, ist frei und unantastbar. Davon distanziert sich nun Europa, indem es schnöde über »Einwilligungsunfähige« ein Sonderrecht ausruft und sie auf einen Status herunterstuft, der es »rechtfertigt«, sich ungefragt ihrer zu bemächtigen.

Beispielhaft offenbart sie das eigentliche Übel der modernen Bioethik: Geblendet vom medizinischen Fortschritt, huldigt sie einem Menschenbild, das Sinn und Wert eines Lebens nur noch an Gaben wie Selbstkontrolle und Kommunikationsfähigkeit misst [vgl. S. 14: Peter Singer, Praktische Ethik]. Nur wer seine fünf Sinne beieinander hat, zählt zu den wahrhaft Lebenden und darf Integrität beanspruchen. Wer sich dagegen nicht (mehr) oder nur noch unverständlich äußern, wer Zukunft und Zeit nicht einschätzen kann, gilt als Unperson. Er wird geduldet, aber nicht ernst genommen.

Er wird versorgt, aber darf nicht mehr in Würde er selbst sein. Die Bioethik-Konvention führt Medizin und Ethik auf die schiefe Bahn. Ihr Sonderrecht für »Einwilligungsfähige« setzt die Universalität der Menschenrechte außer Kraft. »Am Anfang schuf Gott den Menschen«, heißt es in der Bibel. Ob schwarz oder weiß, ob gesund oder im Koma – der Mensch ist und bleibt im Verlauf seines Schicksals Geschöpf. Dieses Urwort des christlichen Menschenbildes hat nicht nur einen religiösen, sondern einen auch sozialen Sinn. Alle Menschen sind gleich. Jedes Geschöpf hat dasselbe Recht auf Integrität.

Wer es missachtet, degradiert einen Menschen zum Freiwild. Geschöpf zu sein bedeutet: Es hat einen gnädigen Sinn, dass ein Mensch lebt, und entsprechend hat es denselben gnädigen Sinn, dass auch der andere lebt. Trotz aller Unterschiede, was Herkunft, Gesundheit und Schicksal betrifft, sind Menschen als Träger personalen Lebens einander »verwandt«. Mag einer hinfällig, behindert oder im Koma sein, so sind alle anderen – die Gesunden, auch Juristen und Ärzte (!) – ihm gleich. Die Beziehung der Geschöpfe zueinander ist darum keine Beziehung in Gleichgültigkeit, sondern in Ehrfurcht. Wer die Menschen als Geschöpfe ernst nimmt, kennt kein lebensunwertes Leben, geschweige ein nach unterschiedlichen Lebensschicksalen differenzierbares Menschenrecht. Zu dieser Tiefenschicht der Humanität sind die bioethischen Fachleute des Europarates nicht vorgedrungen.

Aus: Deutsches Allgemeines Sonntagsblatt 38/1996

---

1. In welche Kategorien können nach der Bioethik-Konvention Menschen eingeteilt werden?
2. An welchen Werten orientiert sich nach der Auffassung des Journalisten Dietrich Sattler das gegenwärtige Menschenbild?
3. Welche Konsequenzen hat der Entwurf des Menschenrechtsübereinkommens zur Biomedizin für die medizinische Behandlung schwerstkranker Menschen?
4. Versuchen Sie, eine Alternative zum Menschenbild der Bioethik-Konvention zu entwerfen.

Gernot Facius

Wissenschaftler warnen vor Missachtung geschichtlicher Erfahrungen

Grafeneck. Ein unschuldiger Name für eine unschuldige Gemeinde auf der Schwäbischen Alb. Aber ein Name, der an ein gigantisches Verbrechen erinnert: In dem 2.000-Seelen-Ort im Landkreis Reutlingen wurden zwischen 1939 und 1941 rund 10.000 Menschen, die an geistigen Behinderungen und psychischen Krankheiten litten, getötet. Das Wort Grafeneck ist ein Synonym für das nationalsozialistische Programm der Vernichtung »lebensunwerten Lebens«. Jetzt bedient sich eine Gruppe engagierter Mediziner, Psychologen, Theologen, Historiker und Sozialarbeiter dieses Ortsnamens, um vor einer Missachtung dieser »geschichtlichen Erfahrungen« zu warnen. An Politiker und Wohlfahrtsverbände adressierte sie eine Erklärung, in der vor den »bedrohlichen Folgen« der Bioethik gewarnt wird. […] Die Grafenecker Erklärung ist nicht zuletzt eine Reaktion auf die Vorlage des Entwurfes zum »Menschenrechtsübereinkommen zur Biomedizin« von 1996 [vgl. die 1997 verabschiedete Fassung, S. 9]. Sie fordert, »Rechte des Menschen in der Medizin« festzulegen. Jede Behandlung, jeder Heilversuch und jede Forschung zum Nutzen Dritter bedürfe der Einwilligungspflicht des Betroffenen, heißt es unter Berufung auf den unter dem Eindruck der Nazi-Verbrechen entstandenen »Nürnberger Kodex« (1947).

Aus: »Der Mensch und das Bioethik-Menetekel«. »Die Welt« vom 5. Juni 1996

---

1. Welche Interessengruppen stehen sich heute in der Gesellschaft im Bereich der Biomedizin gegenüber?
2. Überlegen Sie, mit welchen Argumenten diese Interessengruppen ihre jeweiligen Positionen begründen könnten.

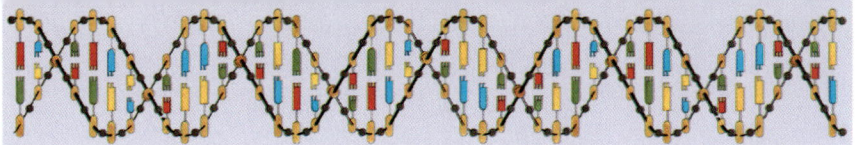

Michael Wunder

Grafenecker Erklärung zur Bioethik

[...]

Ethik im philosophischen Sinne bezieht sich immer auf den Menschen als ein soziales Wesen, nicht auf den Menschen als biologische Materie. Der Begriff »Bioethik« ist deshalb irreführend. Eine »Bioethik« als Grundlagen-Ethik ist nicht möglich.

Bioethik im Sinne des heute gebräuchlichen Begriffes versteht sich als Ethik zur Anwendung der Biowissenschaften auf den Menschen. Sie wurde in den letzten 20 Jahren in den USA unter dem Begriff der *bioethics* entwickelt. Auf diesen Begriff der Bioethik bezieht sich unsere Erklärung, deren eigener normativer Hintergrund die Menschenrechtstradition ist.

Als angewandte Ethik ist die Bioethik nur eine Teilethik und muss ihre Vereinbarkeit mit einer Grundlagen-Ethik wie z.B. einer allgemeinen Sozialethik darlegen. Dies unterlässt die Bioethik. Dennoch hat sie längst auf der internationalen Ebene die Meinungsführerschaft übernommen und alle anderen Ansätze von medizinischer Ethik verdrängt. So droht diese Teilethik zur generellen Ethik der modernen Medizin zu werden.

Mit großer Besorgnis stellen wir fest, dass die Bioethik kein Instrument zur Bewahrung der Menschenrechte ist, sondern im Gegenteil an entscheidenden Stellen den Boden der Menschenrechte verlässt, die geschichtlichen Erfahrungen missachtet und den menschenrechtlichen Schutz des Einzelnen zweckdienlichen Wertabschätzungen unterwirft.

I.1 Bioethik und Menschenwürde

Die Bioethik lehnt letzte Werte ab, so auch die Unantastbarkeit menschlichen Lebens. Menschliches Leben ist für sie prinzipiell ohne Sinn und ohne Wert, kann aber durch Handlungen Sinn und Wert erwerben. Voraussetzung für diese sinnstiftenden Handlungen sind im Denken der Bioethiker Eigenschaften wie Selbstbewusstsein, Selbstkontrolle, Gedächtnis, Kommunikationsfähigkeit sowie Sinn für Zukunft und Zeit.

Menschliches Leben wird für die Bioethiker erst durch diese Qualitätsmerkmale zu personalem Leben [vgl. S. 14, Textauszüge aus Peter Singers »Praktische Ethik«]. Ohne sie sei menschliches Leben unpersonal, ohne Würde, ohne Wert und ohne Recht.

Die Bioethik bestreitet damit die Universalität der Menschenrechte, die jedem Menschen – unabhängig von seiner Hautfarbe, seinem Geschlecht, seiner Leistung oder seiner Gesundheit – die Unverletzlichkeit seiner Person und die Unantastbarkeit seiner Würde garantieren. Die Menschenrechtsgarantie bedeutet, dass der Einzelne seine Grundrechte weder erwerben muss noch anderen verdankt.

Die Bioethik will dieses Prinzip außer Kraft setzen: Der Einzelne soll seine Grundrechte auf Schutz und Würde erst durch seine Eigenschaften und Leistungen erwerben. Er soll die Grundrechte anderen verdanken, die darüber entscheiden, ob seine Eigenschaften und Leistungen ausreichen. [...]

I.2. Bioethik und Forschungsfreiheit

Noch an einem zweiten wesentlichen Punkt verlässt die Bioethik das Fundament der Menschenrechtstradition. Sie relativiert alle Werte, indem sie sie in »moralischen Kosten-Nutzen-Analysen« (*moral cost-benefit-analyses*) gegeneinander abwägt. Die Bioethik stellt menschenrechtliche Schutzgarantien des Einzelnen anderen Rechten wie der Forschungsfreiheit gleichrangig gegenüber. Durch diese Relativierung werden Grundrechte ihres unverbrüchlichen und unverwirkbaren Charakters beraubt [...].

I.3. Bioethik und eine neue Kollektivverpflichtung

[...] Die Bioethik betont, dass der Mensch nicht nur der einzelne personale Mensch sei, sondern immer auch der Vertreter der »Spezies Mensch«. Der biologische Teilaspekt des Menschen wird hier verabsolutiert und rückt an die Stelle des sozialethischen Grundsatzes, dass der Mensch immer ein soziales Wesen ist.

Was als sprachliche Variante des *common sense* erscheint, hat weit reichende Folgen: Fremdnützige Forschung – Forschung, die nicht dem Menschen nützt, an dem geforscht wird, sondern Dritten – wird zur »For-

Erarbeiten Sie eine Präsentation zum Thema »Menschenbild«. Mögliche Aktionen könnten sein: Ein Vortrag bei einem Elternabend oder ein Info-Stand an Ihrer Schule/ Einrichtung.

schung zum Nutzen für die menschliche Spezies« und als solche zu einem »Menschenrecht der Menschheit« stilisiert. [...]

II.1. Der Zugriff auf nicht einwilligungsfähige Personen

[...] Für die große Gruppe der nicht einwilligungsfähigen Menschen (*persons not able to consent*) mit geistigen Behinderungen, psychischen Krankheiten, Altersgebrechlichkeiten, Hirnerkrankungen oder vorübergehendem oder längerem Wachkoma soll die menschenrechtliche Garantie der Unverletzlichkeit der Person aufgehoben und durch ein Sonderrecht ersetzt werden. Ein Eingriff soll dann erlaubt werden, wenn das Risiko und die Belastung minimal seien und keine einwilligungsfähigen Personen gefunden werden können, die einem solchen Eingriff zustimmen. Massive Proteste hatten dazu geführt, dass die Parlamentarische Versammlung des Europarates die Bioethik-Konvention in der vorliegenden Form zurückgewiesen hatte und grundlegende Veränderungen eingefordert hatte. In der nun den Entscheidungsgremien vorgelegten Fassung der Konvention vom Juni 1996 ist der alte Plan aber erneut festgeschrieben. Ebenso wird die Entnahme regenerierbaren Gewebes für nahe Anverwandte bei nicht einwilligungsfähigen Personen ohne persönliche Zustimmung vorgesehen. [...]

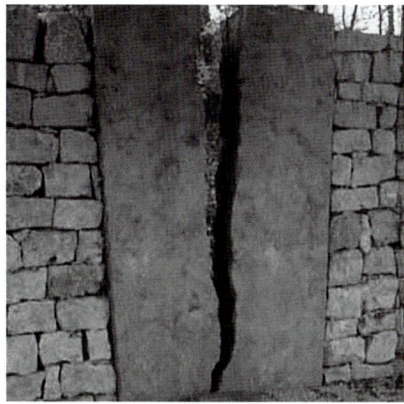

Mahnmal am Eingang der Gedenkstätte Grafeneck

III.1. Menschenrechtsgarantien statt bioethischer Abwägungen

Angesichts der Gefahren der neuen Biowissenschaften und ihrer leichtfertigen bioethischen Legitimation fordern wir die Einhaltung der Menschenrechte bei der Beurteilung biomedizinischer Möglichkeiten und bei der Bestimmung des ethisch vertretbaren Rahmens für die biomedizinische Entwicklung.

Die Erklärung der Menschenrechte von 1948, ebenso wie das Grundgesetz der Bundesrepublik Deutschland und andere Länderverfassungen, die sich auf die Menschenrechts-Charta beziehen, definieren ausdrücklich nicht, was ein Mensch ist, um keinen Menschen auszuschließen oder zu diskriminieren.

Der Konventionsentwurf des Europarates umgeht die Definition des Menschen aus einem anderen Grund. Man konnte sich in dem Lenkungsausschuss nicht einigen, was ein Mensch ist und für wen die Menschenrechte Geltung haben sollen. Die Begriffe »menschliches Leben«, »Mensch« oder »jedermann« werden bewusst offen gelassen, um die Akzeptanz der Konvention zu erleichtern, da – so der Berichterstatter Palacios (ADoc 7156) – »wir uns sonst angesichts der philosophischen, wissenschaftlichen, ethischen und religiösen Implikationen in uferlose Debatten verstricken würden«.

Der menschenrechtswidrigen bioethischen Person-Doktrin setzen wir ein Verständnis des Menschen entgegen, das alle Menschen einbezieht, menschliches Leben von Anfang an und in allen seinen Formen umfasst und ihm Recht und Würde garantiert.

Wird menschliches Leben als prinzipiell menschenrechtsgeschützt und die Menschenwürde als konstitutiv für das Menschsein verstanden, so sind damit alle Wert-Unwert-Entscheidungen über menschliches Leben durch Dritte ausgeschlossen (vgl. S. 59 die Rede von Brigitte Zypries).

III.3. Besonderer Schutz für nicht einwilligungsfähige Personen

Basis der humanen Medizin ist die freiwillige Einwilligung nach umfassender Information (*informed consent*), die jeder Behandlung, jedem Heilversuch und jeder medizinischen Forschung zum Wohle Dritter zugrunde liegen muss. Nach dem Nürnberger Kodex kann auf diese Einwilligung nicht verzichtet werden. Sie kann nicht ersetzt und nur bei Notfallmaßnahmen umgangen werden. Sie setzt die vollständige Information durch den Arzt oder Untersuchenden sowie die volle Urteilsfähigkeit des Patienten voraus. Sie kann jederzeit widerrufen werden. [...]

Damit ist den bioethischen Abwägungen zwischen individuellen Menschenrechten und dem vermeintlichen Menschenrecht auf Forschung eine eindeutige Absage erteilt. Ebenso sind sämtliche mögliche Kollektiv-Verpflichtungen, durch die der Einzelne seinen Körper als Versuchsobjekt für nachfolgende Generationen zur Verfügung zu stellen hätte, zurückgewiesen. Solidarität kann nur durch freiwillige Zustimmung des Einzelnen erreicht werden, nicht durch Zwangsverpflichtung oder gesetzliche Erzwingungen.

Michael Wunder für den »Arbeitskreis zur Erforschung der ›Euthanasie‹-Geschichte«

Erarbeiten Sie einen politischen Maßnahmenkatalog, um zu verhindern, dass die Medizin den Menschen als biologisches Experimentierfeld betrachtet.

Meldebögen wie in der Heilanstalt Hadamar bei Limburg (Hessen) wurden während der Nazidiktatur in vielen Kranken- und Pflegeheimen für geistig kranke Menschen angefertigt. Die Anstalt in Hadamar gehörte wie Grafeneck auf der Schwäbischen Alb neben Bernburg an der Saale und Hartheim bei Linz mit zu den Tötungslagern der T4-Aktion. Grafeneck deckte den gesamten Süddeutschen Raum ab, während Hadamar für Hessen und das Rheinland zuständig war. Die auf den Meldebögen festgehaltenen Krankheiten und die Prognosen deuteten darauf hin, dass kranke Menschen bei der »Euthanasie«-Aktion der Nazis keine Überlebenschance hatten.

Landes-Heil- und Pflegeanstalt Hadamar

Hadamar b. Limburg/Lahn, den 25. März 1941

Postschließfächer: Hadamar/Lahnkreis Nr. 24
Fernruf: Hadamar/Lahnkreis 230 u. 235
Bankkonto: Nassauische Landesbank, Landesbankstelle Limburg/Lahn, Nr. 104 673

Tgb.-Nr. E/26/48/S.
(Bei Antwort stets angeben!)

Besuche sind 8 Tage vo...
bei der Anstalt schriftlich anzumelden

Frau
Mathilde U████
Duisburg - Hamborn
==========================
A████strasse 2o

Sehr geehrte Frau U████ !

Am 13. März 1941 wurde auf Grund einer ministeriellen Verfügung gemäss Weisung des Reichsverteidigungskommissars Ihr Mann, Herr Ernst U████ in unsere Anstalt verlegt. Diese Maßnahme steht im Zusammenhang mit den augenblicklichen militärischen Ereignissen.

Zu unserem Bedauern müssen wir Ihnen nun mitteilen, daß der Patient plötzlich und unerwartet am 24. März 1941 an einer akuten Hirnhautentzündung verstorben ist.

Da Ihr Mann an einer schweren, geistigen unheilbaren Erkrankung litt, müssen Sie seinen Tod als eine Erlösung auffassen.

Da unsere Anstalt nur als Zwischenanstalt anzusehen ist und der Aufenthalt unter anderem der Feststellung dient, ob sich unter den Kranken Bazillenträger befinden, die ja - wie die Erfahrung lehrt - bei Geisteskranken immer wieder auftreten, ordnete die Gesundheitspolizei zur Verhütung übertragbarer Krankheiten die sofortige Einäscherung des Leichnams an. Einer besonderen Zustimmung Ihrerseits bedurfte es in diesem Falle nicht.

Wenn Sie den Wunsch haben, die Urne mit den sterblichen Überresten auf Ihrem Heimatfriedhof oder sonst in einer Familiengrabstätte beisetzen zu lassen, so wollen Sie bitte eine Bescheinigung über den Erwerb bezw. den Besitz einer Begräbnisstätte innerhalb von 14 Tagen hierher reichen. Die Übersendung der Urne an den betreffenden Friedhof erfolgt dann kostenlos. Andernfalls würden wir die Urne anderweitig beisetzen lassen.

Die Kleider des Patienten mussten aus oben angeführten Gründen desinfiziert werden. Sie haben bei der Desinfektion stark gelitten. Sollten Sie uns Ihre Erbberechtigung nachweisen, so stehen die Kleider und der Nachlass - letzterer besteht aus einem Ehering - gerne zu Ihrer Verfügung, soweit nicht der bisherige Kostenträger Anspruch darauf erhebt. Sollten wir innerhalb von 14 Tagen nicht im Besitz einer Bescheinigung über Ihre Erbberechtigung sein, so übergeben wir die Kleider mit Ihrem Einverständnis armen und bedürftigen Kranken der Anstalt.

Wir bitten auch andere Angehörige von dem Tod des Patienten zu benachrichtigen, da wir keine weiteren Anschriften besitzen.

Zwei Sterbeurkunden, die Sie für eine etwaige Vorlage bei Behörden sorgfältig aufbewahren wollen, fügen wir bei.

Heil Hitler !

Anlage:
2 Sterbeurkunden

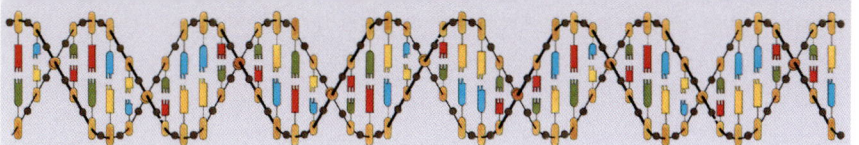

Nürnberger Kodex

Ein Beispiel pervertierter Medizinethik bietet die nationalsozialistische Medizin. Die Auseinandersetzung mit den Verbrechen der NS-Medizin (z.B. Menschenversuche, Euthanasieprogramm) erfolgte im so genannten Nürnberger Ärzteprozess in den Jahren 1946 und 1947. Erste Dokumentationen wurden im Jahre 1948 veröffentlicht. Das Urteil in Nürnberg regte eine internationale Vereinbarung über die ethischen Grundprinzipien medizinischen Handelns an, die völkerrechtliche Geltung hat und als Nürnberger Kodex bekannt geworden ist. Der Nürnberger Kodex hat maßgeblich die Deklaration von Genf 1948 beeinflusst, deren Anerkennung durch die deutsche Ärzteschaft zu deren Wiederaufnahme in die World Medical Association geführt hat. 1950 wurde dieses Gelöbnis zum Approbationseid aller Ärzte in Deutschland und stellt die Präambel der ärztlichen Berufsordnung dar. Die ethischen Verpflichtungen des Nürnberger Kodexes wurden 1964 in der Deklaration von Helsinki, 1968 in der Deklaration von Sydney, 1970 in der Deklaration von Oslo, 1975 in der Deklaration von Tokio, 1984 in der Deklaration von Hawai usw. weitergeführt.

1. Die freiwillige Zustimmung des Menschen ist absolut wesentlich. Dies beinhaltet, dass die betreffende Person rechtlich die Möglichkeit haben sollte, ihre Zustimmung zu geben; sie sollte ferner so gestellt sein, dass sie in freier Wahl entscheiden kann, ohne Einwirkung irgendeiner Spur von Gewalt, Betrug, Täuschung, Zwang, Übervorteilung oder anderweitiger Form von Nötigung oder Willenseinschränkung; sie sollte ferner genügend Kenntnis und Einsicht in die betreffende Angelegenheit haben, sodass sie dadurch zu einer verständnisvollen, vernünftigen Entscheidung befähigt wird. Dies letztere erfordert, dass vor der Abgabe einer zusichernden Entscheidung durch die sich dem Experiment unterziehende Person diese von der Natur, der Dauer und dem Zweck des Experiments in Kenntnis gesetzt wird; von der Methode und Art und Weise, wie es ausgeführt wird; von allen Ungelegenheiten und Zwischenfällen, die zu erwarten sind, und von den Auswirkungen auf ihre Gesundheit oder Person, die sich möglicherweise aus der Teilnahme am Experiment ergeben könnten. Die Verbindlichkeit und Verantwortlichkeit, die Qualität der Einwilligung zu bestimmen, liegt bei jeder Person, die bei einem Experiment einleitend, anordnend oder auffordernd beteiligt ist. Es ist eine persönliche Verbindlichkeit und Verantwortlichkeit, die nicht ungestraft auf eine andere Person übertragen werden kann.

2. Das Experiment sollte so beschaffen sein, dass es fruchtbare Resultate für das Allgemeinwohl der Gesellschaft erbringt, die durch andere Methoden oder auf andere Art der Bemühung nicht zu erhalten sind, und es sollte nicht aufs Geratewohl veranstaltet werden und somit eigentlich unnötiger Natur ist.

3. Das Experiment sollte so ausgeführt werden und derart auf die Ergebnisse von Tierexperimenten und auf die Kenntnis der Natur der Erkrankung oder der sonst in Betracht kommenden Probleme gegründet sein, dass die zu erwartenden Resultate die Ausführung des Experiments rechtfertigen.

4. Das Experiment muss so durchgeführt werden, dass jeder unnötige körperliche und seelische Schaden und jedes überflüssige Leiden vermieden wird.

5. Kein Experiment sollte ausgeführt werden, wenn von vornherein Grund zu der Annahme bestünde, dass Tod oder Invalidität eintreten könnte. Ausgenommen vielleicht solche Experimente, bei denen die experimentierenden Ärzte selbst auch als Versuchsobjekt dienen.

6. Der eingehaltene Risikograd sollte niemals die Grenzen der humanitären Bedeutung des Problems, das durch das Experiment gelöst werden soll, überschreiten.

7. Ordnungsgemäße Vorbereitungen müssen getroffen werden und angemessene Möglichkeiten sollten vorgesehen werden, um das Versuchsobjekt zu schützen gegen die entferntesten Möglichkeiten einer Verletzung, von Invalidität oder gar Tod.

8. Das Experiment sollte ausschließlich durch wissenschaftlich qualifizierte Personen ausgeführt werden. In allen Stadien des Experiments muss der höchste Grad von Können und Sorgfalt von denjenigen, die leitend oder teilnehmend bei der Durchführung des Experiments tätig sind, verlangt werden.

9. Während das Experiment läuft, sollte die menschliche Versuchsperson die Freiheit haben, das Experiment beendigen zu lassen, wenn sie in einen physischen oder seelischen Status kommt, in dem ihr die weitere Fortsetzung des Experiments unmöglich erscheint.

10. Während der Dauer des Experiments muss der leitende Wissenschaftler darauf eingestellt sein, das Experiment in jedem Stadium zu beenden, wenn er trifftigen Grund hat, anzunehmen, dass, obwohl er in gutem Glauben gehandelt hat und sein bestes Können sowie gesunden Menschenverstand eingesetzt hat, eine Fortsetzung des Experiments möglicherweise zu Schädigung, Invalidität oder Tod der Versuchsperson führen könnte.

Peter Singer
Praktische Ethik

Der australische Philosoph Peter Singer wurde 1946 in Melbourne geboren. Bekannt wurde er vor allem durch sein 1979 erschienenes Werk »Practical Ethics« (»Praktische Ethik«). Sein darin vertretener utilitaristischer Ansatz mündet u.a. in die These, dass die Zugehörigkeit eines Wesens zur Gattung »Homo sapiens« noch keine moralische Relevanz und kein sittliches Urteil im Hinblick auf das Verhalten gegenüber einem solchen Wesen begründet. Wichtiger als die Gattungszugehörigkeit ist für Singer die Frage, ob es sich bei einem Individuum um eine mit Bewusstsein und Verstand ausgestattete, entscheidungsfähige »Person« handelt oder nicht. Behinderte menschliche Neugeborene stehen nach diesem so genannten Präferenzutilitarismus nicht auf einer Stufe mit nicht behinderten Menschenaffen und sind entsprechend weniger schutzwürdig. In seiner »Praktischen Ethik« diskutiert Singer deswegen auch die Möglichkeit der Tötung schwerstbehinderter Säuglinge.

Peter Singer lehrt als Professor seit 1999 Philosophie mit dem Schwerpunkt »Bioethik« am »Center for Human Values« der renommierten Princeton University/USA.

I

Normale erwachsene Menschen haben geistige Fähigkeiten, derentwegen sie unter gewissen Umständen mehr leiden als Tiere. [...] Was dieses Argument betrifft, so gehören nichtmenschliche Lebewesen, Säuglinge und schwer geistig behinderte Menschen zur selben Kategorie; und wenn wir uns dieses Arguments bedienen, um Experimente an nichtmenschlichen Lebewesen zu rechtfertigen, so müssen wir uns selbst fragen, ob wir bereit sind, Experimente an Säuglingen und schwer geistig behinderten Menschen zuzulassen. Wenn wir einen Unterschied zwischen Tieren und diesen Menschen machen, so ist das nur möglich, weil wir die Angehörigen unserer eigenen Spezies in moralisch unvertretbarer Weise bevorzugen. (S. 87–88)

II

[Der protestantische Theologe Joseph] Fletcher hat eine Liste mit »Indikatoren des Menschseins« aufgestellt, die Folgendes umfasst: Selbstbewusstsein, Selbstkontrolle, Sinn für Zukunft, Sinn für Vergangenheit, die Fähigkeit, mit anderen Beziehungen zu knüpfen, sich um andere zu kümmern, Kommunikation und Neugier. Diese Bedeutung des Begriffs haben wir vor Augen, wenn wir von jemand sagen, er sei ein »wirklich menschliches Wesen« oder zeige »wahrhaft menschliche Eigenschaften«. Damit meinen wir natürlich nicht, dass die Person der Spezies Homo sapiens angehört, was eine biologische Tatsache ist und kaum in Zweifel gezogen wird; wir implizieren vielmehr, dass menschliche Wesen gewisse charakteristische Eigenschaften besitzen und dass daher die betreffende Person sie in einem hohen Maße besitzt. [...]

Dem Leben eines Wesens bloß deshalb den Vorzug zu geben, weil das Lebewesen unserer Spezies angehört, würde uns in dieselbe Position bringen wie die Rassisten, die denen den Vorzug geben, die zu ihrer Rasse gehören. (S. 118–119; 121)

III

Unsere heutige Haltung geht auf das Christentum zurück. Es gab eine spezifisch theologische Motivation für die Christen, die Wichtigkeit der Zugehörigkeit zur Spezies zu propagieren; es war der Glaube, alle von menschlichen Eltern Geborenen seien unsterblich und zu ewiger Seligkeit oder immerwährender Qual vorherbestimmt. Mit diesem Glauben bekam das Töten eines Homo sapiens eine schreckliche Tragweite, weil dadurch ein Wesen seinem ewigen Schicksal überliefert wurde. [...]

Wir haben die Lehre von der Heiligkeit des Lebens in die beiden getrennten Behauptungen aufgespalten, dass (1) das Leben eines Mitglieds unserer Spezies und (2) das Leben einer Person jeweils einen besonderen Wert darstellt. Wie wir gesehen haben, ist die erste Behauptung unhaltbar. Wie steht es mit der zweiten? Hat das Leben eines rationalen und selbstbewussten Wesens einen besonderen, vom Leben bloß empfindungsfähiger Wesen verschiedenen Wert?

Um diese Frage zu bejahen, kann man folgendermaßen argumentieren. Ein selbstbewusstes Wesen ist sich seiner selbst als einer distinkten Entität bewusst, mit einer Vergangenheit und Zukunft [...] Ein Wesen, das in dieser Weise seiner selbst bewusst ist, ist fähig, Wünsche hinsichtlich seiner eigenen Zukunft zu haben. [...] Nimmt man einem dieser Menschen ohne seine Zustimmung das Leben, so durchkreuzt man damit seine Wünsche für die Zukunft. Tötet man eine Schnecke oder einen 24 Stunden alten Säugling, so vereitelt man keine Wünsche [...], weil Schnecken und Neugeborene unfähig sind, solche Wünsche zu haben. [...]
(S. 122–123.)

IV

Wir bezweifeln nicht, dass es richtig ist, ein schwerverletztes oder krankes Tier zu erschießen, wenn es Schmerzen hat und seine Chance auf Genesung gering ist. »Der Natur ihren Lauf lassen«, ihm eine Behandlung vorzuenthalten, aber sich zu weigern, es zu töten, wäre offensichtlich unrecht. Nur unser unangebrachter Respekt vor der Lehre von der Heiligkeit des menschlichen Lebens hindert uns daran, zu erkennen, dass das, was bei einem Pferd offensichtlich unrecht ist, ebenso unrecht ist, wenn wir es mit einem behinderten Säugling zu tun haben. (S. 271)

Auszüge aus der Ausgabe »Praktische Ethik«, Reclam Verlag, Stuttgart, 2. Auflage 1994

1. Worin besteht nach Singer der Unterschied zwischen Tieren, Säuglingen und behinderten Menschen? Welche Konsequenzen könnte es für die medizinische Forschung haben, wenn man seiner These folgt?

2. Diskutieren Sie die Aufzählung der Kriterien für das »normale« Menschsein. Stellen Sie eine Liste zusammen, welche Lebewesen nach Singer nicht mehr als Menschen in diesem Sinne anzusehen sind.

3. Erstellen Sie eine Folie mit dem Bild einer Schnecke und einem Baby. Schreiben Sie eine kurze Spielszene: Ein Versicherungsvertreter erläutert den Teilnehmer/innen eines Geburtsvorbereitungskurses, dass es ethisch problemlos sei, ein Kind abzutreiben, wenn die vorgeburtliche Diagnose eine Behinderung in Aussicht stellt.

4. Thema »Gnadenschuss«: Diskutieren Sie diese Option für eine Gesellschaft, die aufgrund von Sparzwängen keine Schulen und Heime für behinderte Menschen mehr unterhalten will.

Erich Kästner

Der Synthetische Mensch

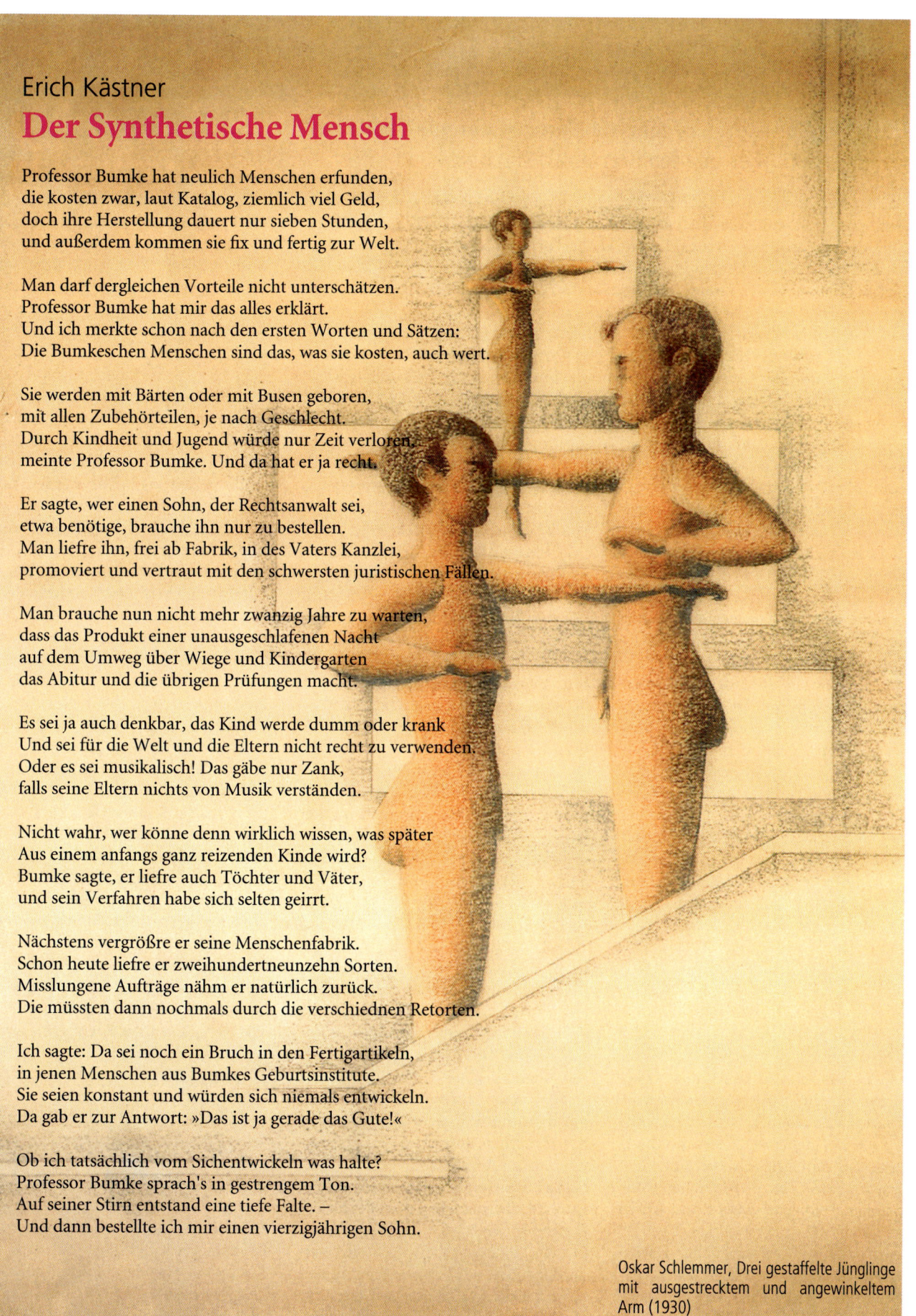

Professor Bumke hat neulich Menschen erfunden,
die kosten zwar, laut Katalog, ziemlich viel Geld,
doch ihre Herstellung dauert nur sieben Stunden,
und außerdem kommen sie fix und fertig zur Welt.

Man darf dergleichen Vorteile nicht unterschätzen.
Professor Bumke hat mir das alles erklärt.
Und ich merkte schon nach den ersten Worten und Sätzen:
Die Bumkeschen Menschen sind das, was sie kosten, auch wert.

Sie werden mit Bärten oder mit Busen geboren,
mit allen Zubehörteilen, je nach Geschlecht.
Durch Kindheit und Jugend würde nur Zeit verloren,
meinte Professor Bumke. Und da hat er ja recht.

Er sagte, wer einen Sohn, der Rechtsanwalt sei,
etwa benötige, brauche ihn nur zu bestellen.
Man liefre ihn, frei ab Fabrik, in des Vaters Kanzlei,
promoviert und vertraut mit den schwersten juristischen Fällen.

Man brauche nun nicht mehr zwanzig Jahre zu warten,
dass das Produkt einer unausgeschlafenen Nacht
auf dem Umweg über Wiege und Kindergarten
das Abitur und die übrigen Prüfungen macht.

Es sei ja auch denkbar, das Kind werde dumm oder krank
Und sei für die Welt und die Eltern nicht recht zu verwenden.
Oder es sei musikalisch! Das gäbe nur Zank,
falls seine Eltern nichts von Musik verständen.

Nicht wahr, wer könne denn wirklich wissen, was später
Aus einem anfangs ganz reizenden Kinde wird?
Bumke sagte, er liefre auch Töchter und Väter,
und sein Verfahren habe sich selten geirrt.

Nächstens vergrößre er seine Menschenfabrik.
Schon heute liefre er zweihundertneunzehn Sorten.
Misslungene Aufträge nähm er natürlich zurück.
Die müssten dann nochmals durch die verschiednen Retorten.

Ich sagte: Da sei noch ein Bruch in den Fertigartikeln,
in jenen Menschen aus Bumkes Geburtsinstitute.
Sie seien konstant und würden sich niemals entwickeln.
Da gab er zur Antwort: »Das ist ja gerade das Gute!«

Ob ich tatsächlich vom Sichentwickeln was halte?
Professor Bumke sprach's in gestrengem Ton.
Auf seiner Stirn entstand eine tiefe Falte. –
Und dann bestellte ich mir einen vierzigjährigen Sohn.

Oskar Schlemmer, Drei gestaffelte Jünglinge mit ausgestrecktem und angewinkeltem Arm (1930)

Jens Reich

Der Mensch baut sich um

Risiken und Chancen:
Im neuen Jahrhundert geht die Naturgeschichte der
Organismen über ins Zeitalter ihrer Machbarkeit

**Der Berliner Medizinprofessor und Molekularbiologe Jens Reich (geb. 1939) hatte
sich in der DDR systemkritisch geäußert und daraufhin seine Professur verloren.
Nach der Maueröffnung trat er als Politiker hervor, u.a. als Bundestagsabgeordne-
ter und Präsidentschaftskandidat. Jens Reich gehört dem Nationalen Ethikrat an
(vgl. S. 44) und hat sich immer wieder besonders zu Fragen der Bioethik geäußert.**

Der schottische Forscher Ian Wilmut hat sich wieder zu Wort gemeldet, zwei Jahre, nachdem er die Welt
mit seinem Bericht über das Klonschaf
Dolly schockte. Er regt an, die Tür zur
Erforschung geklonter menschlicher
Embryonen offen zu halten, um die
Entwicklung von medizinisch wertvol-
len Anwendungen nicht zu behindern.
Ganze Menschen dürfen nach seiner
Meinung nicht geklont werden; jedoch
können zell- und Gewebekulturen für
die Gewinnung von Transplantaten
genutzt werden. Spender und Empfänger könnten in Zukunft die gleiche
Person sein, sodass die leidigen Absto-
ßungsreaktionen ebenso wie die moralischen Probleme der Fremdspende
(wie die Todeszeitbestimmung) umgangen werden könnten. Mit geklonten embryonalen Zellen könnte man
schon bald die Produktion von lebens-
wichtigen körpereigenen Substanzen
unterstützen. Zum Beispiel könnten eigene Nervenzellen in gewissen Hirnre-
gionen den Wirkstoff Dopamin liefern,
den der Parkinson-Kranke so dringend
benötigt. Auch Zuckerkrankheit oder
Herzinfarkt könnten mit Auto-Trans-
plantationen behandelt werden.

[…]

Das ethische Argument, dass solche Therapien logischerweise ohne das
Einverständnis der noch nicht existierenden zukünftigen Empfänger vorgenommen werden müssten, schätzen die
Diskutanten als nicht sehr schlagkräf-
tig ein. Niemand werde sich beschwe-
ren, dass ihm eine schwere Krankheit
erspart bleibt. In Zweifelsfällen könne man ja ein genetisches Konstrukt so
gestalten, dass es erst wirksam werde,
wenn der entscheidungsfähig gewor-
dene Träger es »anschaltet« und gegebenenfalls wieder »abschaltet«. Solche
schaltbaren Genveränderungen gibt es

heute schon bei Labormäusen. Auch
das Argument, dass solche Keimbahn-
manipulationen die Würde des Menschen, nämlich sein Recht auf eine
nicht von Designern entworfene Konstitution, verletze, wird nicht akzeptiert. Es gibt nichts Heiliges oder mit
metaphysischer Würde Ausgestattetes
am menschlichen Genom, urteilt James Watson, der Entdecker der DNS-
Doppelhelix. Und er betont das un-
veräußerliche Recht des Individuums,
über seine und seiner Nachkommen
Konstitution autonom, ohne Eingriff
durch Staat, Kirche und Gesellschaft
zu entscheiden. Die Verbrechen der
Nazi-Eugeniker bestanden darin, dass
sie mit unwissenschaftlichen Methoden herumpfuschten und diese Mani-
pulation über staatliche Gesetze gegen
die Individualrechte durchsetzten. Familien können am Besten entscheiden,
wie sie ihre Nachkommen ausstatten
möchten, argumentiert Watson.

Es geht also um korrekte Kopierung
und um gezielte Verbesserung von Le-
benwesen und damit letztes Endes
auch von Menschen. Die Fronten der
ethisch-politischen Debatte verlaufen
so, dass weltweite prinzipielle Verbote
(wie im deutschen Embryonenschutzgesetz) nicht zustande kommen werden. Allenfalls kann man auf Morato-
rien bis zur Beseitigung gewisser Risiken rechnen.

Das neue Jahrhundert wird mit-
hin die Ablösung der Naturgeschichte
des Menschen durch das Zeitalter seiner technisch-medizinischen Gestalt-
barkeit vollenden. Diese Entwicklung
ist nicht überraschend. Künstliche Befruchtung und geplante Elternschaft
mit der Antibabypille sind Meilensteine, die bereits passiert wurden. Mit den
beschriebenen Neuheiten wird es nun-
mehr zum Programm, dass in Zukunft

Menschen nicht gezeugt, sondern mit
erwünschten Erbeigenschaften »ent-
worfen« werden. Das muss nicht zu einem staatsdespotischen Horrorszena-
rio führen; es mag vielmehr sehr wohl
unter Beibehaltung des gegenwärtigen
Einverständnisses zumindest in den In-
dustrieländern geschehen, dass Keim-
bahnveränderung und Klonierung nur
auf Wunsch und mit Einverständnis
der Betroffenen stattfinden dürfen.
Wenn überhaupt Eugenik, dann wird
sie in unseren Gegenden als persönlicher Wunsch und nicht als staatliche
Verordnung kommen.

[…]

Es fällt mir nicht leicht, mir das Leben etwa gegen Ende des kommenden
Jahrhunderts auszumalen in einer Gesellschaft, in der die genetische Aus-
stattung der nachwachsenden Gene-
ration gezielt verändert werden kann
und in der die Lebenserwartung um
viele Jahrzehnte verlängert sein könnte. Aber die Enkelkinder ringsum sind
bereits da und werden zumindest die
Anfänge einer solchen Revolution erle-
ben. Einer Gesellschaft, deren Mitglieder noch mit 90 Jahren Kinder bekommen können und vielleicht 160 Jahre
alt werden, kann ich mir nicht als er-
freulich vorstellen. Schon eine einfache
Überlegung zeigt, dass es dann aus de-
mographischen Gründen noch weniger Kinder geben darf als heute schon
(wann habe ich zuletzt eine Kinder-
schar auf der Straße »Herr Fischer, wie
tief ist das Wasser?« spielen sehen?).
Man kann auch nicht annehmen, dass
Lebensfrische und Kreativität sich beliebig mit der biologischen Lebenserwartung verlängern lassen, weshalb
eine solche Gesellschaft sehr starr sein
müsste. Ob Mozart mit 120 noch so lebendig und originell wäre wie mit 30?
Ob mir mit 130 noch etwas Gescheites
einfiele, das mir das Recht gäbe, einem
Anderen, der 90 Jahre jünger ist, den
Platz wegzunehmen?

[…]

Die künstlichen Regulationsmöglich-
keiten, die die Molekulargenetik in die
Hand geben wird, werden einen Druck
in Richtung Normierung der menschlichen Konstitution ermöglichen. Es
fragt sich, inwieweit solche Normen sta-
bil sein werden. Wenn nächstens alle
Kinder mit blauen Augen und blon-
den Haaren geboren werden, weil es gerade Mode ist, dann werden sofort Ge-

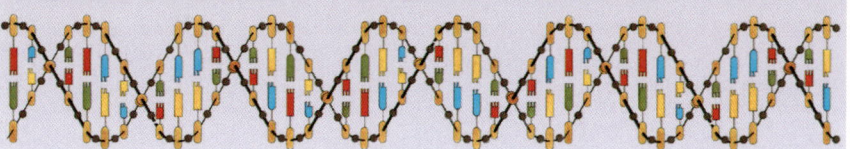

genentwürfe mit braunen Augen und schwarzen Haaren interessant. Andererseits sind manche Normierungen auch nicht mehr reversibel. In meiner Kindheit hatte jedes zweite Kind sichtbare Gebissanomalien. Heute ist die kieferorthopädische Behandlung so verbreitet, dass der unregelmäßige Zahnstand

eines lächelnden Kindes auf einem Wahlplakat als sofort erkennbares Symbol einer diskriminierten Bevölkerungsschicht herhalten kann. Ich kann mich damit beruhigen, dass meine Urenkel sich nicht jeden gentechnischen Unsinn aufschwatzen lassen werden.

Aus: Süddeutsche Zeitung vom 6./7. Februar 1999

Erstellen Sie ein Plakat mit Hilfe der Texte von Jens Reich und Erich Kästner zum Thema Vor- und Nachteile der Gen-Technik.

Foto: Rainer Wohlfahrt

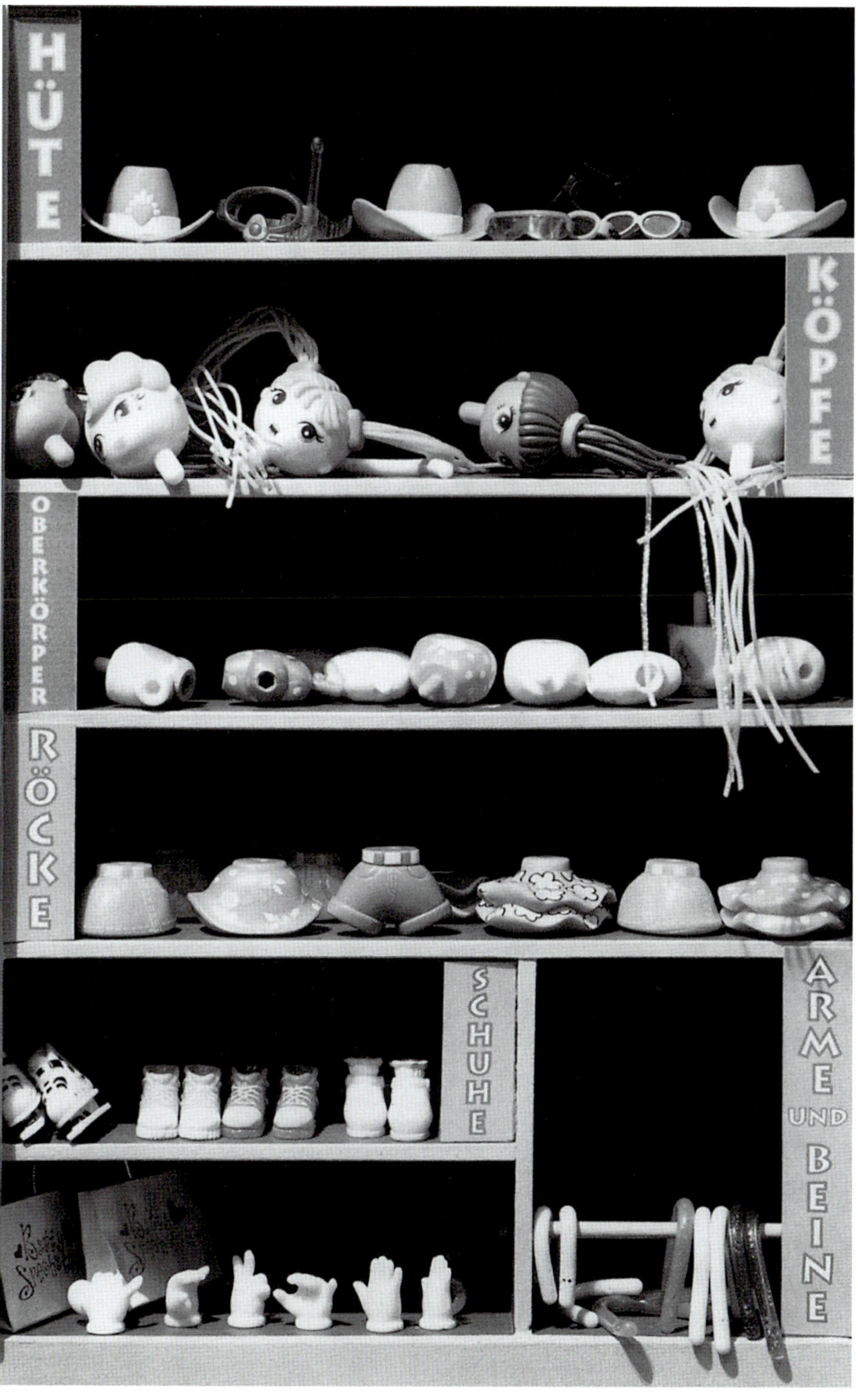

Psalm 8
Offenbarung der Herrlichkeit Gottes am Menschen

HERR, unser Herrscher, wie herrlich ist dein Name in allen Landen, / der du zeigst deine Hoheit am Himmel!

Aus dem Munde der jungen Kinder und Säuglinge hast du eine Macht zugerichtet um deiner Feinde willen, / dass du vertilgest den Feind und den Rachgierigen.

Wenn ich sehe die Himmel, deiner Finger Werk, / den Mond und die Sterne, die du bereitet hast:

was ist der Mensch, dass du seiner gedenkst, / und des Menschen Kind, dass du dich seiner annimmst?

Du hast ihn wenig niedriger gemacht als Gott, / mit Ehre und Herrlichkeit hast du ihn gekrönt.

Du hast ihn zum Herrn gemacht über deiner Hände Werk, / alles hast du unter seine Füße getan:

Schafe und Rinder allzumal, / dazu auch die wilden Tiere,

die Vögel unter dem Himmel und die Fische im Meer / und alles, was die Meere durchzieht.

HERR, unser Herrscher, / wie herrlich ist dein Name in allen Landen!

1. Lesen Sie zu Psalm 8 auch 1. Mose 2,4–25 und vergleichen Sie die beiden Texte.
2. Finden Sie einen passenden Titel für das Foto (links).
3. Aus welchen »Ersatzteilen« könnte man heute bereits einen Menschen kreieren?
4. Medizinische Technik und biogenetische Forschung ermöglichen die Heilung und den Austausch erkrankter bzw. verletzter Organe. Die Frage bleibt: Wo befindet sich die Seele des Menschen?

Jürgen Moltmann
Die besondere Bestimmung des Menschen

Jürgen Moltmann (geb. 1926) ist emeritierter Professor für Systematische Theologie in Tübingen. In Anlehnung an die Philosophie Ernst Blochs vertritt er eine »Theologie der Hoffnung«, die er 1965 in seinem gleichnamigen, weltweit beachteten Werk entwickelte. In ihr spielen das Wirken des Heiligen Geistes und gesellschaftliche Veränderungen, die auf Befreiung und Frieden zielen, eine zentrale Rolle.

Der Mensch ist zunächst einmal Geschöpf Gottes. Er ist wie alle anderen Dinge und Lebewesen von Gott erschaffen. Er ist weder ein Dämon, noch eine Missgeburt der Natur, noch ein Halbgott. Das heißt dann aber auch, dass er in einer Solidarität mit anderen Geschöpfen Gottes steht. Wie sie ist er auch ins Leben gerufen. Wie sie ist er bedroht. Die besondere Bestimmung des Menschen liegt aber in seiner Gottebenbildlichkeit. Gott schafft in der Welt ein Lebewesen, das ihm entspricht, mit dem er verkehrt, das ihn repräsentiert. *Imago Dei* (Gottebenbildlichkeit) meint also nicht eine bestimmte Eigenschaft des Menschen wie die Vernunft, seine Willensfreiheit oder seine Sprachbegabung. Gottebenbildlichkeit bezeichnet vielmehr seine Aufgabe und Bestimmung. Sie besteht darin, Gott in seiner Schöpfung zu vertreten, Gott also zu repräsentieren. Wahrscheinlich hat die Priesterschrift den Gedanken der Ebenbildlichkeit aus der ägyptischen Königsideologie aufgenommen. Der König war dort Repräsentant und Stellvertreter Gottes auf Erden. Die Gottheit tritt in Erscheinung, wo der König auftritt und entscheidet. Israel hat offensichtlich diese Königsideologie auf den Menschen übertragen und sie damit demokratisiert. Jeder Mensch ist zum Repräsentanten, Stellvertreter und Statthalter Gottes auf Erden geschaffen. Alle Menschen sind Könige. »Imago Dei« können aber die Menschen nur zusammen mit anderen sein. Die geschlechtliche Differenz und Gemeinschaft gehören schon zum Bild Gottes dazu. Gottebenbildlichkeit kann dann aber nicht allein, sondern nur in menschlicher Gemeinschaft gelebt werden. Der Mensch ist von Anfang an soziales Wesen. Er ist auf menschliche Gemeinschaft angelegt und wesentlich hilfsbedürftig. Er ist ein geselliges Wesen und entwickelt seine Persönlichkeit erst in der Gemeinschaft mit anderen. Das vereinzelte Individuum und das einsame Subjekt sind defiziente Weisen des Menschseins, weil sie eben die Gottebenbildlichkeit verfehlen.

Nach Jürgen Moltmann. Aus: Hartmut Rupp/Kurt Konstandin, Was ist der Mensch? Oberstufe Religion 6, hg. von Eckhart Marggraf und Eberhard Röhm, Calwer Verlag, Stuttgart 1999, S. 28

1. Finden Sie einen gemeinsamen Bezugspunkt zwischen der Giacometti-Plastik und dem Text von Jürgen Moltmann.
2. Worin unterscheidet sich das jüdisch-christliche Menschenbild vom medizinisch-naturwissenschaftlichen Menschenbild der Klon- und Stammzellforschung?

Alberto Giacometti, Platz (1948)

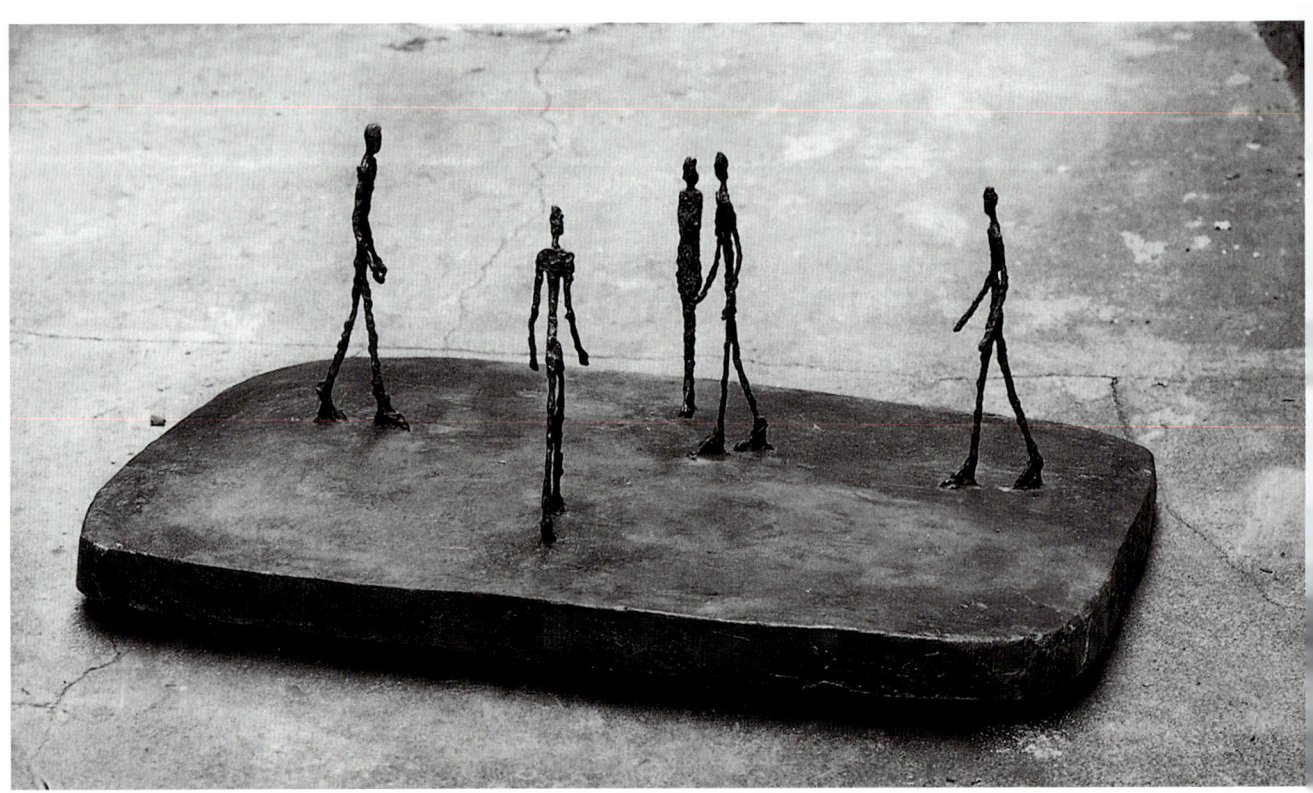

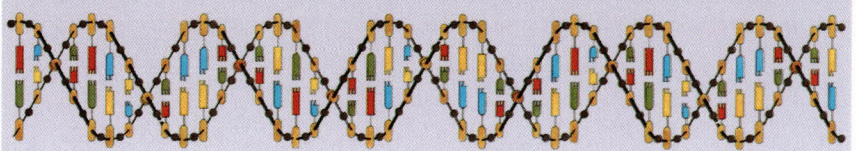

Stammzellforschung und Klonen aus jüdischer Sicht

Fragen einer Schulklasse an einen Rabbiner

Ist es in Ordnung, Tiere und Pflanzen zu eigenen Zwecken zu benutzen, d.h. sie zu klonen oder als Vorratslager für Organe zu benutzen?

Ja. Es gehört zur höchsten religiösen Pflicht, ein Menschenleben zu retten und zu schützen, auch auf Kosten von Flora und Fauna. Alle Gebote werden dem Gebot, Menschenleben zu retten, untergeordnet. So darf z.B. der Sabbat entweiht werden (es darf transportiert, telefoniert werden usw.), um ein Menschenleben zu retten, auch wenn nur eine ganz geringe Chance besteht, dieses Leben zu retten.

Wenn ein Vorratslager für Organe dazu dient, Menschenleben zu retten, dann wird das von der Religion befürwortet.

Die Forschung des Klonens ist noch in der Anfangsphase und es gibt erst wenige fundierte Forschungsergebnisse über die Auswirkungen des Klonens. Wenn Klonen dazu dient, Menschenleben zu retten oder zu erhalten, dann ist es zu befürworten.

Was sollte man Ihrer Meinung nach mit überzähligen Stammzellen tun?

Überzählige Stammzellen zählen noch nicht als Menschenleben. Es gibt kein Gebot, sie aufzubewahren. Werden sie vernichtet, so ist dies kein Mord, da es noch nicht zur Menschwerdung kam.

Was halten Sie davon, Menschen zu klonen, um diese dann als Ersatzteillager zu benutzen?

Klonen ist erst in einer frühen Forschungsphase und uns noch unbekannt, deshalb wird grundsätzlich davon abgeraten, Menschen zu klonen. Sollte ein Mensch erfolgreich geklont worden sein und leben, darf er nicht als Ersatzteillager benutzt werden, denn entnimmt man ihm vitale Organe, tötet man ihn und dies bedeutet Mord.

Können Klone überhaupt noch als Geschöpfe G'ttes angesehen werden?

Ist ein Mensch erfolgreich geklont worden und lebensfähig, so ist er ein Geschöpf G'tts, denn G'tt haucht dem Menschen die Seele ein. (»Da machte G'tt der Herr den Menschen aus Erde und blies ihm den Odem des Lebens ein …« 1. Mose 2,7) *Es gibt keinen Schöpfer wie unser G'tt,* (1. Samuel 2,2). Es gibt keinen Bildner wie unser G'tt. Der Mensch malt eine Figur auf die Wand, kann aber nicht Geist und Seele, Inneres und Eingeweide in diese bringen; der Heilige, gepriesen sei er, aber bildet eine Figur in einer Figur, und doch bringt er in diese Geist und Seele, Inneres und Eingeweide.

Der Talmud besagt, dass es bei der Schöpfung des Menschen drei Teilhaber gibt, die Mutter, der Vater und G'tt; G'tt gibt dem Menschen die Seele.

Haben Klone eine Seele?

Sollte ein Mensch erfolgreich geklont werden und lebensfähig sein, dann hat er eine Seele.

»Seid fruchtbar, und vermehrt euch, bevölkert die Erde, unterwerft sie euch, und herrscht über die Fische des Meeres, über die Vögel des Himmels und über alle Tiere, die sich auf dem Land regen …« (1. Mose 1, 28-31). Legitimiert nicht diese Aussage der Bibel ein Stück weit die Gentechnik?

Definitiv nein. Dieses Gebot bezieht sich auf die natürliche Fortpflanzung zwischen Mann und Frau. Im Judentum ist nur der Mann diesem Gebot verpflichtet.

Wie beurteilen Sie die Tatsache, dass durch diese neuen Technologien die Entscheidung über Leben und Tod immer mehr in die Hände des Menschen fallen?

Entscheidungen über Leben und Tod sind heute nicht mehr als gestern. Unser Leben ist immer in G'ttes Hand. Wenn G'tt uns die Fähigkeit gibt, ein Leben zu verlängern, dann ist es von G'tt gewollt. Wenn Klonen dazu dient, Menschenleben zu verlängern oder Krankheiten zu besiegen, wie z.B. Herstellung von Penicillin, Impfstoffe usw., dann ist dies von G'tt gewollt.

Wird Klonen in einer negativen Absicht verwendet, z.B. um ein Volk von Sklaven zu bilden, so ist dies zu verurteilen.

Die Wissenschaft des Klonens ist genauestens zu beobachten und unter eine strenge staatliche Aufsicht zu stellen, die die religiösen Grundsätze mit einbezieht.

Du sollst nicht morden« (2. Mose 20,13). Gilt dieses Gebot auch gegenüber menschlich geschaffenen Geschöpfen. Oder gilt es überhaupt noch, wenn der Getötete jederzeit wieder geklont werden kann? Und damit wiederbelebt werden kann.

Ist ein Mensch geklont, zählt er als Mensch und nimmt seinen Platz in unserer Gesellschaft ein; und wird er dann getötet, so zählt dies als Mord. Ist ein geklonter Mensch lebensfähig, so ist das von G'tt gewollt und er ist wie ein normal gezeugter Mensch zu sehen. Klonen erfüllt nicht das Gebot »Ihr sollt euch vermehren«, somit ist ein Mord an einem Menschen, auch wenn der Getötete wieder geklont werden kann, zu verurteilen. Das Klonen des Getöteten wäre eine Art Wiedergutmachung für den Mord, der Mord an sich bleibt aber bestehen.

Halten Sie folglich Gentechnik und die damit verbundenen Veränderungen für eine Gefahr für die Religion?

Eine unkontrollierte Massenproduktion, wie sie oftmals in Science Fiction-Filmen zu sehen ist, kann in der Tat gefährlich sein und darf nicht ohne Aufsicht der Verantwortlichen Behörden und religiösen Autoritäten geschehen.

*Rabbiner David Benjamin Soussan,
Freiburg im Breisgau*

Hinweis: Aus Gründen der Achtsamkeit und des jüdischen Kultes soll der Name Gottes weder ausgesprochen noch geschrieben werden. Deshalb wird das Wort »Gott« wiedergegeben, wie dies in rabbinischer Literatur üblich ist.

Florian Staeck

Menschenwürde – Kampfbegriff der Ethikdebatte

Wie verbindlich ist noch das christliche Menschenbild?

Menschenwürde ist nicht nur ein Schlüsselbegriff in der modernen Ethik- und Verfassungsdiskussion. In der Debatte über Chancen und Grenzen in der Biomedizin wurde dieser Begriff zur Signatur der Befürworter wie der Gegner – zum Beispiel in der Stammzellforschung. Seine Auslegung und Reichweite im Hinblick auf ethische Grenzfragen bilden den Kern der Debatte über Bioethik. Auffällig dabei ist die außerordentlich große Rolle der Kirchen […]. Ob nationaler Ethikrat, Enquete-Kommmission oder Bundestags-Anhörung: Kaum eine Veranstaltung, bei der nicht kirchliche Vertreter aufs Podium geladen sind.

Doch geht die Präsenz in der Öffentlichkeit mit politischer Einflussnahme einher? Eine neue Studie über die »Einflüsse der christlichen Bioethik auf die deutsche Humangenetik-Debatte« geht der Frage nach, ob eine einheitliche christliche Position in diesem Diskurs über Bioethik existiert und worin der »christliche Beitrag« besteht. Die Sozialwissenschaftlerin Iris Pinter nimmt dabei besonders die Diskussion über das Stammzell-Gesetz im Frühjahr 2002 in den Blick.* Mit der Debatte, ob humane embryonale Stammzellen importiert und ob an ihnen geforscht werden darf, wurde Biopolitik […] zu einem beherrschenden Diskurs, der über Monate Parlament und Öffentlichkeit beschäftigte.

Das Ausmaß, in dem theologische Argumente und christliche Rhetorik die Dabatten geprägt hat, erstaunt angesichts einer sich sonst säkularisiert gebenden Gesellschaft. […]

Ausgangspunkt der offiziellen kirchlichen Stellungnahmen ist dabei das christliche Menschenbild: Nicht eigene Qualitäten, sondern die Annahme durch Gott verleiht danach dem Men-

* Iris Pinter, Einflüsse der christlichen Bioethik auf die deutsche Humangenetik-Debatte, Lit-Verlag, Münster 2003

Das Menschenklonen zwischen Technik und Gesetz

Stellungnahme zum Klonen aus islamischer Sicht
von Alsaid Ali Almousawi Alsebswari
Zusammenfassung und deutsche Übersetzung von Dr. Sadik Hassan, Freiburg

In der islamischen Diskussion zum Klonen von Menschen lassen sich zwei Fragerichtungen unterscheiden: zum einen geht es um die praktisch-soziale Komponente, zum anderen um die religiös-moralische Problemstellung.

Heftig umstritten ist die religiös-moralische Frage, ob das Klonen erlaubt sein kann. Die entscheidenden Punkte der Debatte sind:

• Die Schöpfung Gottes darf vom Menschen nicht verändert werden; ein Klon ist aber eine künstlicher Eingriff in das Menschsein (Sure 30/30)
• Durch das Klonen wird der von Gott geschaffene Mensch seiner Würde beraubt, die nach islamischer Lehre unantastbar ist (Sure 17/70)
• Durch das Klonen greift der Wissenschaftler in traditionelle Formen von Familienstrukturen ein, die dadurch wesentlich verändert würden.
• Welche Qualität hat das geklonte Wesen: ist es eine neue Person oder eine Kopie des Originals?
• Was geschieht mit der Seele eines Menschen? Wandert sie in den Klon? Kopiert sie sich?
• Lassen sich beim Klonen von Menschen erlaubte von unerlaubten Zielen unterscheiden?
• Darf Klonen zu therapeutischen Zwecken unter strengen Maßstäben stattfinden?

Der Rat des islamischen Fiqh (islamische Rechtswissenschaft) hat in seiner Zehnten Konferenz 1997 folgende Entscheidung getroffen, die für viele islamische Gelehrte bis heute verbindlich ist.

1. Das Menschenklonen ist zum Zweck der Vermehrung verboten.
2. Die eheliche Beziehung ist absolut geschützt und darf nicht von außen beeinflusst werden (Leihmutterschaft, heterologe Insemination, Fremdzygotenbildung).
3. Die wissenschaftlichen Entwicklungen im Bereich des Klonens und der Biotechnik dürfen bei allen Mikroorganismen, Pflanzen und Tieren angewendet werden, wenn sie nicht gegen die moralischen Regelungen stehen und wenn sie nützliche Folgen haben.
4. Alle islamischen Staaten werden aufgefordert, entsprechende Regelungen und Gesetze zu verabschieden, die die islamischen Gesellschaften vor dem Missbrauch des Menschenklonens schützen und verhindern sollen, dass die islamischen Länder als Versuchsfelder benützt werden.
5. Es wird aufgerufen, Kommissionen zu bilden aus Fachleuten und Rechtsgelehrten, um moralische Regelungen im Bereich der Forschungen in der Biologie und der Biotechnik festzulegen, die als Basis für die islamischen Länder dienen können.
6. Es wird aufgerufen wissenschaftliche Institutionen zu unterstützen und neue zu gründen, um die Forschungen in der Biologie und der Biotechnik auf der moralischen Basis des Islam zu entwickeln
7. Es wird aufgerufen alle wissenschaftlichen Entwicklungen, die nicht im Widerspruch zum Islam und der Basis des Glaubens stehen, anzuwenden.

Dr. Sadik Hassan übersetzte frei aus dem Arabischen das Buch des islamischen Schriftgelehrten: Alsaid Ali Almousawi Alsebswari. Das Buch trägt den Titel: Das Menschenklonen zwischen Technik und Gesetz. Alsebswari hat das Buch 2003 im irakischen Najaf geschrieben; es wurde im Buchverlag Alaalami in Beirut/Libanon (alaalami.com) verlegt.

Dr. Sadik Hassan ist Lehrbeauftragter für Islamwissenschaft an der Evangelischen Fachhochschule Freiburg – Hochschule für Soziale Arbeit, Diakonie und Religionspädagogik.

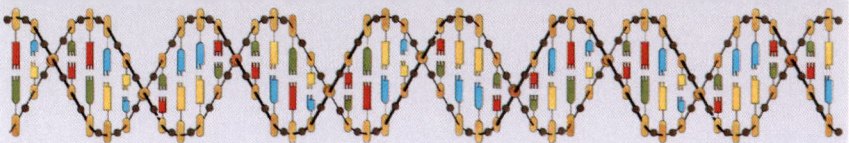

schen Gottebenbildlichkeit und damit Würde.

Die Äquivalenz von Leben und Menschenwürde hat zur Folge, dass dem Menschen in seiner Ganzheit und das heißt: in allen Lebensphasen der volle grundrechtliche Schutz zukommt.

Vertreter der Kirchen haben – auch in politischer Zuspitzung – diese Position in der Öffentlichkeit formuliert. So bezeichnete der Kölner Erzbischof Joachim Kardinal Meisner vor der Abstimmung im Bundestag die geplante Stichtagsregelung für den Import embryonaler Stammzellen als »moralische Wanderdüne« und fragte, »inwieweit wir Christen uns in dieser Rechtsordnung noch heimisch fühlen können«.

Aller Wortgewalt der Kirchen zum Trotz haben die Abgeordneten des Bundestages anders entschieden: Der Import der Stammzellen wird streng reglementiert, aber gestattet.

Zudem stimmten viele Parlamentarier der »C«-Parteien keineswegs umstandslos der Auffassung der Kirchenoberen zu. Unions-Parlamentarier wie Peter Hintze oder Katharina Reiche beriefen sich bei ihrer Zustimmung zum Stammzellenimport ausdrücklich auf den christlichen Auftrag, sich die Erde untertan zu machen oder auf das Ja zum Leben als zentraler Botschaft der Bibel.

Hier zeigt sich, warum klare Zuordnungsmuster in der Bioethikdebatte versagen: Der Diskurs ist durchsetzt von christlicher Symbolsprache, die – wie der evangelische Theologie Friedrich Graf meinte – »hemmungslos als Kampfbegriffe missbraucht« würden.

[…]

Wenn die Menschenwürde das Zentrum der ethischen Selbstverständigung in dieser Debatte bildet, dann führt die Vereinnahmung dieses Begriffs für die eine oder andere Position nicht weiter. Genau aber dies ist häufig geschehen, weshalb die Kontroversen in der Vergangenheit nicht selten intolerante Züge getragen hat.

Tatsächlich ist Menschenwürde ein Leitbegriff, der gleichermaßen die Positionen von Gegnern und Befürwortern gentechnischer Anwendungen überwölbt. Die Entwicklungsschübe in der Biomedizin werden auch künftig dafür sorgen, dass die Urteilsbildung über Leben und Tod in nie gekannter Intensität Gegenstand politischer Debatten sein wird.

Dies geschieht in einem Gemeinwesen, das weltanschaulich plural organisiert und in eine weltweit vernetzte Forschung eingebunden ist. Nicht um die ethische und rechtliche Zulässigkeit einzelner gentechnischer Verfahren geht es in der Debatte, sondern darum, welches Menschenbild die Medizin in Zukunft leitet.

Aus: Ärzte-Zeitung, vom 24. November 2003

Arbeiten Sie die Hauptaussagen des Textes heraus. Wie beurteilen Sie die Rolle der Kirchen in der Bioethik-Diskussion?

Hans Jonas

Technik, Medizin und Ethik

Es wird gefragt: Trägt der Forscher bei seinen Untersuchungen eine Verantwortung? Kann er sich mit seinem Forschen schuldig machen? Ja, kann er Schuld vermeiden? Solche Fragen haben seit einiger Zeit begonnen, das Gewissen, das einstmals so gute, von Naturwissenschaftlern zu plagen. Was konnte sich eines besseren Gewissens erfreuen als die Wahrheitssuche? Und was war ein legitimeres Objekt der Wahrheitssuche als eben die Natur? Aber Robert Oppenheimer sagte nach Hiroshima: der Naturwissenschaftler hat Bekanntschaft mit der Sünde gemacht. Das war für die Kernphysik und ihre Mitwirkung bei der Atombombe gemeint. Seitdem hat sich die Störung der Gewissensruhe auch auf andere Forschungszweige in den Naturwissenschaften ausgedehnt.

Aber gerade der in diesem Sinne gute, also erfolgreiche und daher wirkungsvolle Wissenschaftler kann unter Verantwortungen stehen, die über sein internes Geschäft der Wahrheitsfindung hinausreichen und deren Auswirkung in der Welt betreffen. Solche Auswirkungen sind ja zumeist in der naturwissenschaftlichen Forschung schon mitgemeint, nämlich als schließliche praktische Nutzung ihrer Ergebnisse. Man findet heraus, wie die Natur es »macht«, und kann dann selber

etwas mit ihr machen. Fast überall in den Naturwissenschaften vermischen sich heute theoretisches und praktisches Interesse unauflöslich (man denke an Kernphysik oder Kernbiologie); und zumal im Alltag des Forschungsbetriebes – man könnte sagen der Forschungsindustrie, die so oft Industrieforschung ist – dominiert die praktische Abzweckung von vornherein, indem sie dem Forscher schon die Aufgaben stellt.

Also wird der, der sie löst, zum Handlanger für die, die seine Lösung benutzen. Wird er damit für die Art dieser Nutzung, die nicht mehr in seiner Hand liegt, mitverantwortlich? Soll dann die Voraussehbarkeit gewisser Nutzungen und ihrer Folgen ein Grund für ihn werden, gewisse Aufgaben nicht anzunehmen, d.h. gewisse Forschungen zu unterlassen? Oder Ergebnisse geheim zu halten? Das wäre fast sicher vergeblich, denn der Einzelne kann ja nicht für alle anderen gutsagen, die überall sonst in der Welt am gleichen Problem arbeiten. Außerdem aber steht dieser negativen Ausübung der Verantwortung, die der Forscher sich hiermit zuspricht, die positive Pflicht derselben Verantwortung gegenüber, wohltätigen, lebensfördernden, vielleicht kritisch notwendigen Zwecken durch die Forschung zu dienen. Und da stellt sich die wohl bekannte und gar nicht umgehbare Sachlage ein, dass ein und dasselbe wissenschaftliche Ergebnis, ein und dasselbe Können, das aus ihm erwächst, sowohl zum Nutzen als auch zum Schaden ver-

> ## »Kein Mensch kann von Natur aus wollen, dass Gott Gott sei; vielmehr wollte er, dass er selbst Gott sei und Gott nicht Gott.«
> ### Martin Luther

wendbar ist, zum Guten wie zum Bösen – dass jede Macht eine Macht für beides ist und oft ohne den Willen des Ausübers beides vollbringt, sogar im gleichen Zuge des Gebrauchs. Bei solcher Zweigesichtigkeit der Macht und dazu der exzessiven Größe, die sie in der modernen Technik anzunehmen pflegt – sollte man da auf sie und ihre Mehrung, also auf die Gewinnung neuer Macht, überhaupt verzichten?

Nun ist sicher der einzelne Forscher überfordert in der möglichen Abschätzung der Folgen seines Tuns. Und doch sind es eben die Folgen, die eine Verantwortung überhaupt anregen. Aber es ist auch gar nicht der einzelne Forscher mehr, der einsam in seiner Studierstube oder seinem Laboratorium neuen Wahrheiten nachgeht, sondern der Einzelne ist Teil eines Forschungskollektivs, im eigenen Fach und im Zusammenhang der Fächer, und man könnte also vielleicht diesem Kollektiv die Fähigkeit zutrauen, z.B. durch

»Wenn es Götter gäbe, wie hielte ich's aus, kein Gott zu sein!«
Friedrich Nietzsche

erwählte Gremien über das Verhältnis von Segen und Fluch im voraussichtlichen Gefolge bestimmter Forschungsprojekte zu befinden, und danach Entscheidungen über ihre Zulassung oder Unterlassung zu treffen. Da aber die zu bedenkenden Folgen im außerwissenschaftlichen Bereich liegen und die weitere Gesellschaft, manchmal gar die Menschheit und ihre Zukunft angehen, ihre Beurteilung also die spezifische Kompetenz des Wissenschaftlers übersteigt, so müssten jene Gremien auch mit Laien aus allen Lebensgebieten besetzt sein. Es müsste sich um einen wahren »Rat der Weisen« handeln …

»Freiheit der Forschung« ist eines der großen Losungsworte der westlichen Welt und nimmt in ihrer Hochschätzung der Freiheit überhaupt einen besonderen Platz ein. Denn nicht nur hat die Ausübung gerade dieser mehr als jeder anderen Freiheit die westliche Welt zu ihrer Sonderstellung in der Menschheit erhoben, sie ist auch die einzige, deren Recht unbedingt zu sein scheint, d.h. nicht eingeschränkt durch möglichen Konflikt mit anderen Rechten. Doch bei näherem Zusehen steckt in den zwei Hälften dieser Aussage ein geheimer Widerspruch. Denn die dank der Freiheit des Forschens gewonnene Sonderstellung in der Welt ist nicht zum wenigsten eine äußere der Macht und des Besitzes, also durch Umsetzung des erforschten Wissens in Han-

deln erworben, während doch der Anspruch der Forschungsfreiheit auf Unbedingtheit sich gerade darauf berufen muss, dass die Tätigkeit des Forschens samt ihrem internen Ziel, dem Wissen, reinlich von der Sphäre des Handelns geschieden ist. Denn im Handeln natürlich hat jede Freiheit ihre Schranken in Verantwortung, Gesetz und gesellschaftlichen Rücksichten, ist also niemals unbedingt.

[…]

Der Rest meiner Überlegungen ist einer bestimmten konkreten Illustration unseres Themas gewidmet. Abweichend vom herrschenden Alptraum ist sie nicht der Kernphysik entnommen, sondern der gar nicht zerstörerischen Kernbiologie.

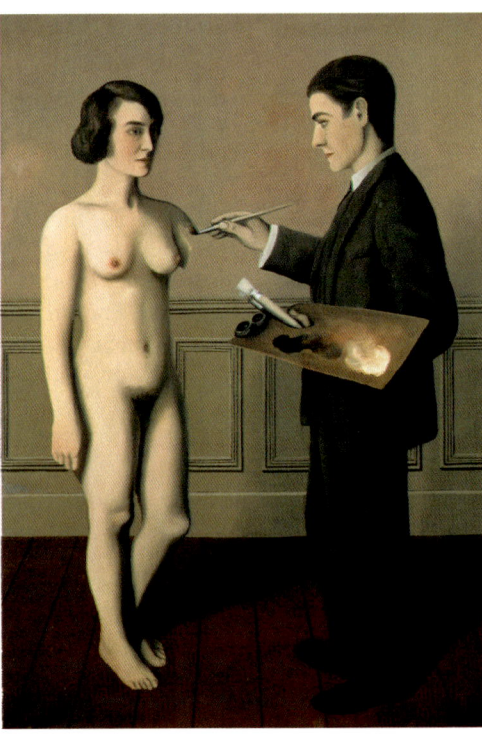

René Magritte, La tentative de l'impossible (1928)

Biomedizinische Forschung ist ein besonders fruchtbares Feld für die Art Probleme, welche die Forschungsfreiheit angehen, und ein ganz neuartig beunruhigendes Beispiel ist hier der letzte Ankömmling auf der Bühne der Grundlagenforschung, die »rekombinierende DNA-Forschung«, bei der sich die bisher beschriebene Fusion von Theorie und Praxis im Wissenschaftsprozess nochmals qualitativ verschärft. Bei den Versuchsergebnissen der Forschung an trägem Stoff unterliegt immerhin der letzte

Schritt in die Gemeinwelt des Gebrauches noch menschlichen Handlungsinstanzen. Hier aber kann das Experiment selber zu definitiven Realitäten führen, die sich aus der Hand ihres Schöpfers zu buchstäblichem Eigenleben emanzipieren. Benutzen wir dies extreme Beispiel in der ganzen Unheimlichkeit seiner ersten Anfänge zur Konkretisierung unseres allgemeinen Themas. Folgende Punkte sind zu beachten:

1. Das Ziel der Forschung ist von Anfang an praktisch, nämlich eine Fertigkeit zu entwickeln für die Herstellung von etwas, was nützlich sein könnte für die Medizin, die Landwirtschaft und anderes, wobei der etwaige Gewinn für die Theorie als eine Nebenwirkung des praktischen Erfolgs erwächst.

2. Die Methode der Forschung, d.h. der Weg zum Wissen, ist das tatsächliche Erstellen der Entitäten (Seinsweisen) selber, worüber das Wissen gesucht wird und deren Nützlichkeit ausprobiert werden soll.

3. Die derart innerhalb des Forschungskontextes erzeugten Entitäten sind nicht träge und nur durch weitere menschliche Vermittlung wirksam, sondern lebendig, d.h. von sich her aktiv, sodass sie potenziell ihren Eintritt in die praktische Sphäre, nämlich in die Außenwelt, selber bewirken können und uns die Entscheidung über Gebrauch oder Nichtgebrauch aus den Händen nehmen.

4. In der theoretisch nicht auszuschließenden Eventualität von Gen-Rekombinierungen an menschlichen Keimzellen (Gameten oder Zygoten), denen man dann erlaubt, zur Austragung zu kommen, würden die im Phänotyp resultierenden »Chimären« schon im ersten, »geglückten« experimentellen Fall, auch wenn es bei ihm bliebe, letzte Taten darstellen, die alle unverbindliche Theorie hinter sich lassen.

Aus: Hans Jonas, Wertfreie Wissenschaft und Verantwortung: Selbstzensur der Forschung? In: Ders., Technik, Medizin und Ethik. Praxis des Prinzips Verantwortung, Suhrkamp Verlag, Frankfurt am Main 1987, S. 76f. 90ff.

1. Diskutieren Sie Hans Jonas' These, dass es keine zweckfreie Wissenschaft mehr geben kann.

2. Auf welche Gefahren in der Kernbiologie macht der deutsch-amerikanische Philosoph aufmerksam?

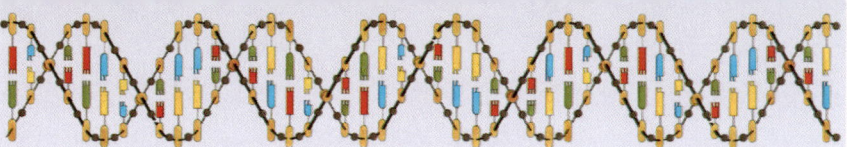

Oswald Bayer

Nur ein Zellhaufen? – Die personale Würde ist in Gefahr

Oswald Bayer (geb. 1939) ist Professor für Systematische Theologie in Tübingen. Er beschäftigt sich besonders mit der Theologie Martin Luthers und deren Bedeutung für die theologischen und gesellschaftlichen Fragen der Gegenwart.

Der absurde Wille des Menschen, individuell und kollektiv Schöpfer seiner selbst sein zu wollen, ist so alt wie der Mensch selbst. Martin Luther formuliert scharf: »Kein Mensch kann von Natur aus wollen, dass Gott Gott sei; vielmehr wollte er, dass er selbst Gott sei und Gott nicht Gott.« Und Friedrich Nietzsche statuiert: »Wenn es Götter gäbe, wie hielte ich's aus, kein Gott zu sein!«

So stellt sich die Frage, ob und inwiefern der Mensch Schöpfer seiner selbst und seiner Mitwelt sein könne oder sei, nicht erst heute und nicht erst im Zusammenhang der biologischen Machbarkeit des Menschen. Freilich spitzt sie sich in der Neuzeit in spezifischer Weise zu.

[...] Zur Gottebenbildlichkeit und der mit ihr gegebenen Herrscherwürde gehört durchaus auch die Anthropotechnik, verstanden in der weiten Bedeutung einer jeden technischen Gestaltung unserer menschlichen Natur, wie sie beispielsweise mit einem chirurgischen Eingriff geschieht. Das Wort »Anthropotechnik« darf kein Horrorwort sein. Die Fähigkeit des Menschen zu künstlichem Synthetisieren ist nicht zu verteufeln, sondern verantwortlich zu gebrauchen – indem Grenzen wahrgenommen, gesehen und gesetzt werden.

Aber wie? In der Ehrfurcht vor des Menschen Geschöpflichkeit. Von dieser Geschöpflichkeit ist in Bezug auf heutige biologische Einsicht zu reden. Nach ihr ist der Beginn menschlichen Lebens mit der Verschmelzung von Ei- und Samenzelle gegeben. Denn in diesem Vorgang liegt ein qualitativer Sprung; etwas völlig Neues entsteht. Alle Entwicklungsstufen können die Kontinuität des gesamten Prozesses, in dem sich ein Lebewesen nicht zum Menschen, sondern als Mensch entwickelt, nicht in Frage stellen. So ist es willkürlich, bestimmte Zäsuren innerhalb dieses Kontinuums als Bezugspunkte für Stufen der Anerkennung des entstehenden menschlichen Lebens zu nehmen. Auf das Leben, das mit der Verschmelzung von Ei- und Samenzelle beginnt, bezieht sich die Anerkennung und der Schutz: Dieser Zellhaufen ist mit der Personwürde umkleidet, beglänzt, umleuchtet.

[...] Diese Zuschreibung ist göttliche und zugleich menschlich-kulturelle Rechtsinstitution. Sie umfasst

und durchdringt die Natur, ist keine Selbstschöpfung, auch keine Mitschöpfung, wohl aber Mitwirkung, *cooperatio*, zu der wir Menschen ebenso wie zur Zeugung des Zellhaufens, des Elementes, gewürdigt sind. Zu dieser Verschränkung von Natur und Institution, Element und Einsetzungswort sagt der bedeutungsschwere Satz 1. Mose 2,7: »Da machte Gott der HERR den Menschen aus Erde vom Ackerboden und blies ihm den Odem des Lebens, den Geist der Sprachfähigkeit, in seine Nase. Und so wurde der Mensch zu einem lebendigen Wesen.« In der Wahrnehmung dieser unauflöslichen Verschränkung von Erde und Lebensodem, von Element und Einsetzungswort ist eine naturalistische Perspektive ebenso ausgeschlossen wie eine geistphilosophische oder personalistische Perspektive; der Dualismus Kants ist ebenso vermieden wie der Monismus Herders.

Auch ein Embryo ist weder ein Mittel noch eine Sache

In der unauflöslichen Verschränkung von Element und Einsetzungswort liegt die Würde des Menschen. Sie ist ihm zugesprochen, verliehen, zu Lehen gegeben – von dem, der in dieser Würde bedingungslos sich selbst zusagt und hingibt: von Gott. So kommt mir meine Würde als Mensch »ohn all mein Verdienst und Würdigkeit« zu. Sie ist mir ebenso kategorisch entzogen wie kategorisch gewährt; sie ist mir unverdient gegeben und kann mir deshalb von keinem Menschen genommen werden.

Im Charakter der Gabe, in dieser schlechthinnigen Gratuität, liegt der entscheidende Gesichtspunkt für eine ethische und rechtliche Urteilsbildung. Mit dieser Gratuität ist die Unbedingtheit der Anerkennung menschlichen Le-

Erst in fünf Monaten kommt das Kind zur Welt – mit Hilfe der neuesten Ultraschalltechnik kann man es schon jetzt genau betrachten und frühzeitige Diagnosen stellen. Doch was für die Mediziner segensreich ist, bereitet den Eltern oft eher Sorgen: Wenn nicht alles in Ordnung ist, führt die präzise Diagnose zu Verunsicherung und neuen Konflikten.

bens gegeben, das nicht durch bestimmte Eigenschaften, »Verdienste«, selbst erworbene »Würden« und »Würdigkeiten« gerechtfertigt ist oder sich durch sie rechtfertigen muss und, wenn diese Merkmale fehlen, *wrongful life* ist: »ungerechtfertigtes« – lebensunwertes – Leben. Diese sprachliche Wendung, die in der bioethischen Debatte immer wieder auftaucht, ist ungemein sprechend, verräterisch sprechend.

Dass in der schlechthinnigen Gratuität der entscheidende Gesichtspunkt zur Bestimmung der Würde des Menschen und seines Personseins liegt, muss deshalb mit höchstem Nachdruck betont werden, weil bis heute – wenn auch in neuen Gestalten – die alte europäische Tradition dominiert, derzufolge die Würde des Menschen in seiner als Selbstbestimmung verstandenen Vernunft, in seiner Selbstmächtigkeit liegt und die Person zudem als individuelle Vernunftsubstanz, nicht aber von gewährter Gemeinschaft her und damit als Relation verstanden wird. Wenn in scharfem Kontrast dazu primär die dem

Menschen als Geschöpf Gottes vorlaufend zukommende, unbedingte und unverdiente Anerkennung – und nichts anderes ist Schöpfung aus dem Nichts! – die Würde und das Personsein des Menschen ausmacht, hat dies für die Bioethik weit reichende Konsequenzen.

[…]

Wer mit allem Leben sein eigenes Leben als Gabe wahrnimmt, kann nicht anders als »barmherzig« sein; er kann seine Mitmenschen nur als die wahrnehmen, die sich ontologisch in genau derselben Situation befinden. Dann sind die »geringsten Brüder« und Schwestern nicht etwa schlechthin andere, Fremde, denen wir erst solidarisch werden müssten. Wir sind vielmehr – jedenfalls ontologisch – von vornherein sie selbst und ihnen darin gleich, dass auch wir in elementarer Weise bedürftig sind: angewiesen auf Nahrung, Kleidung, auf Hilfe in Krankheit und Gefangenschaft. Auch ein Tier – geschweige denn einen menschlichen Embryo – können wir dann niemals als Mittel und Sache nehmen und verbrauchen; wir können

nicht anders, als es vielmehr Selbstzweck sein lassen und ihm die Ehrfurcht nicht schuldig bleiben.

Aus: Die Zeit 1/2001

1. Bei Hans Jonas und Oswald Bayer geht es um die Frage des verantwortlichen Umgangs mit naturwissenschaftlich-medizinischen Erkenntnissen und Techniken. Arbeiten Sie die wichtigsten Thesen zu diesem Thema aus beiden Texten heraus und vergleichen Sie die jeweilige Bestimmung des Begriffs »Verantwortung«.

2. Welchen geistesgeschichtlichen Traditionen könnten die Positionen von Hans Jonas und Oswald Bayer zugeordnet werden?

3. Diskutieren Sie die Auffassungen von Hans Jonas und Oswald Bayer und überlegen Sie sich in Gruppen, welche Gegenargumente aus biomedizinischer Sicht vorgebracht werden können.

Menschen mit Erbkrankheiten wollen Präimplantationsdiagnostik

Die Präimplantationsdiagnostik (PID) wird von den Gegnern dieser Methode häufig mit dem Argument der unzulässigen Selektion abgelehnt. Studien mit möglichen Kandidaten für eine PID, etwa Menschen mit Erbkrankheiten wie Mukoviszidose oder Thalassämie, lassen jedoch erkennen, dass die Mehrheit dieser Menschen die PID befürwortet.

Die Akzeptanz dieses Verfahrens ist besonders groß bei Eltern, die bereits ein Kind mit schwerer Erbkrankheit haben. Dieses Fazit hat Professor Ilse Götz aus Wien aus einer Übersicht von Studien aus mehreren Ländern mit unterschiedlichen Kulturen und Religionen – etwa aus England, Italien, Spanien, Australien und China – gezogen.

Die PID ist bekanntlich verboten, da bei dem Verfahren Embryonen erzeugt werden, die nicht zur Erzielung einer Schwangerschaft verwendet werden,

sondern vernichtet werden. In vielen anderen Ländern – USA, Australien, China und europäischen Ländern wie England, Frankreich, Belgien und Norwegen – ist die PID jedoch erlaubt.

In mehreren Studien wurden Eltern nach ihrer Einstellung zur PID befragt. Dabei sei deutlich geworden, dass die Befragten sich intensiv mit dem Thema beschäftigt hätten, so Götz bei einer Veranstaltung in Würzburg. Als positiv wurde gewertet, dass die PID die Gewissheit gebe, ein Kind ohne Erbkrankheit zu bekommen, und dass den Frauen Abruptiones erspart blieben, die häufig vorgenommen würden, wenn die Pränataldiagnostik einen Befund ergebe.

Es wurden jedoch moralische Bedenken geäußert, etwa die Frage nach dem Schicksal der nicht-implantierten Embryonen. Ein negativer Aspekt wie auch der, dass man sich bei der PID High-Tech-Medizin ausgeliefert fühle.

Im Unterschied zur PID ist die Pränataldiagnostik auch in Deutschland erlaubt. Hierzu gibt es Studien, die ausschließlich mit Mukoviszidose-Patienten oder Genträgern gemacht wurden. Götz zitierte eine Studie mit 288 Eltern von Mukoviszidose-kranken Kindern, von denen 59% angaben, dass sie sich für eine Pränataldiagnostik entschieden hätten, wenn sie vor der Geburt von ihrer genetischen Belastung gewusst hätten.

Von den 96 Paaren, bei denen die Frau erneut schwanger wurde, haben dann 72% tatsächlich eine Pränataldiagnostik in Anspruch genommen.

Götz: »Wir müssen Rahmenbedingungen schaffen, bei denen die Daten von Studien mit Betroffenen miteinfließen, und mit denen wir individuelle Entscheidungen ermöglichen.«

Aus: Ärzte-Zeitung vom 5. Dezember 2003

Da ich noch nicht geboren war,
da bist du mir geboren
und hast mich dir zu eigen gar,
eh ich dich kannt, erkoren.
Eh ich durch deine Hand gemacht,
da hast du schon bei dir bedacht,
wie du mein wolltest werden.

Paul Gerhardt
Evangelisches Gesangbuch 37,2

Hans Erni, Laokoon (1977)

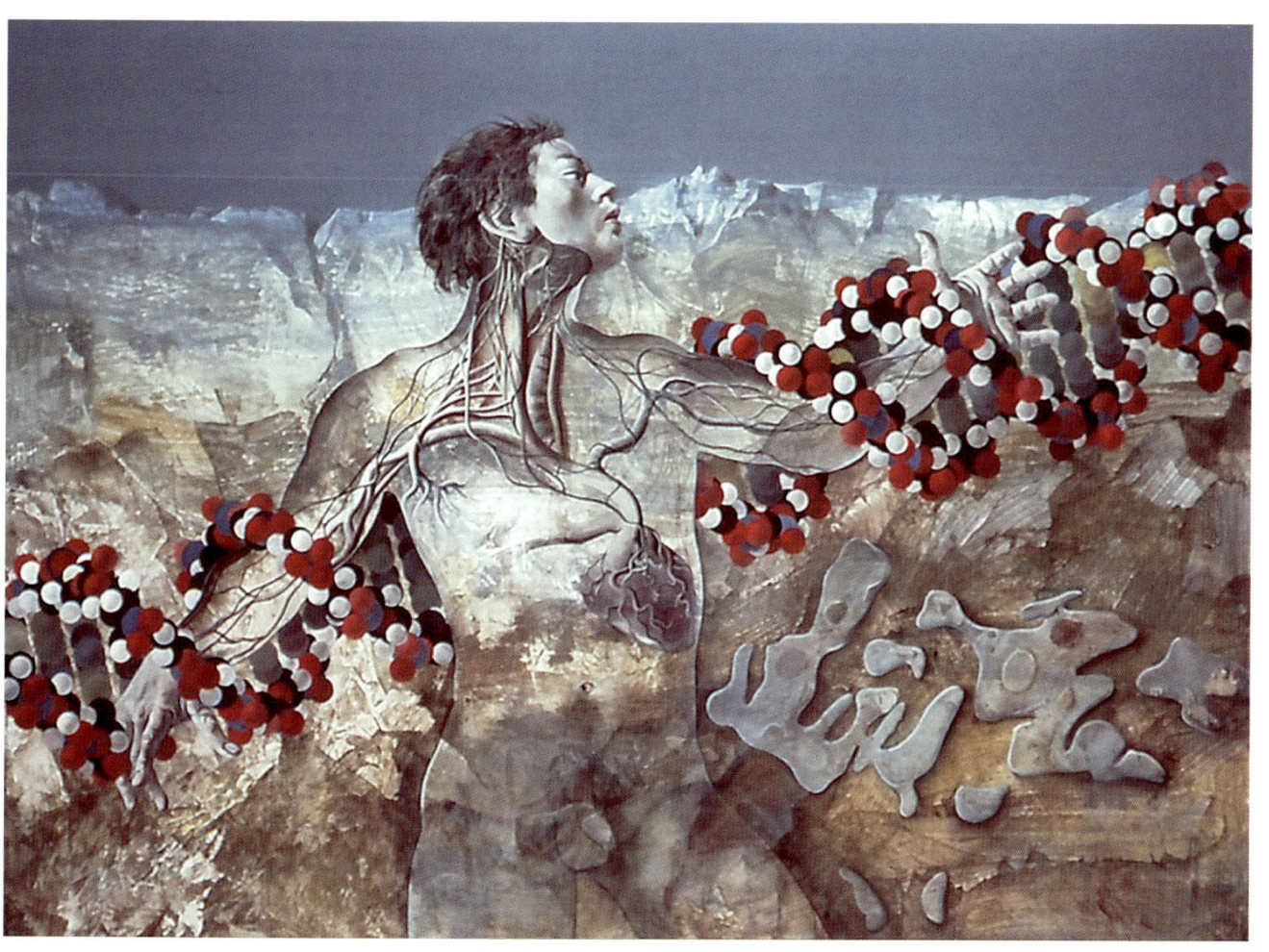

Im Geist der Liebe mit dem Leben umgehen (Teil I)

[...]

Menschliche Stammzellen sind Zellen auf einer frühen Stufe der Entwicklung, d.h. in einem noch kaum differenzierten und nur wenig spezialisierten Stadium der Entwicklung. Sie können sich in verschiedene menschliche Gewebe und Organe weiterentwickeln.

Der embryonale Entwicklungsprozess beginnt im Stadium der Totipotenz, in dem die sich teilenden Zellen sich jeweils noch zu einem eigenen Menschen entwickeln könnten. Nach heutigen Kenntnissen sind die Zellen etwa ab dem 8-Zell-Stadium nicht mehr totipotent, d.h. sie beginnen sich auszudifferenzieren, um später in den einzelnen Organen des menschlichen Körpers spezielle Funktionen zu übernehmen.

Aus Stammzellen können Zelllinien gebildet werden, die eine unbegrenzte Vermehrung dieser Zellen ermöglichen. Man steht aber erst am Anfang der Charakterisierung der Stammzellen. Deshalb gibt es noch keine verbindliche Systematik. Derzeit werden unterschieden: Stammzellen, die auch noch in bereits ausgebildeten menschlichen Organen einschließlich dem Nabelschnurblut vorhanden sind (sog. adulte Stammzellen), von Stammzellen, die im Labor aus einer Blastozyste, d.h. aus einer einige Tage alten befruchteten Eizelle, gewonnen werden können (sog. embryonale Stammzellen). Dazwischen gibt es Übergangsstadien, deren Differenzierungsgrade derzeit wissenschaftlich untersucht und systematisiert werden.

Adulte Stammzellen hat man in den letzten Jahren in fast allen menschlichen Organen gefunden. Deren Funktion, Potenzialität und evtl. therapeutischer Einsatz sind Gegenstand intensiver Forschungen. Besonderes Interesse haben jedoch die embryonalen Stammzellen gefunden. Man erhofft sich von ihrer Erforschung ein besseres Verständnis der zellulären Differenzierungs- und Entwicklungsprozesse. Möglicherweise ergeben sich daraus neue therapeutische Ansätze für bisher schlecht behandelbare oder unheilbare Erkrankungen [...]

Die Gewinnung von Stammzellen aus so genannten »überzähligen« Embryonen ist in ethischer Hinsicht besonders umstritten. Auf der einen Seite stehen hochrangige therapeutische Ziele, deren Realisierbarkeit freilich beim jetzigen Stand der Forschung schwer einzuschätzen ist. Dem steht auf der anderen Seite das schwer wiegende Bedenken gegenüber, ob menschliche Embryonen als bloße Mittel für fremde Zwecke verbraucht und in diesem Sinne instrumentalisiert werden dürfen. [...]

Die Zellen, die sich bei den ersten Teilungen nach der Befruchtung in einer Eizelle bilden, nennt man totipotent, weil sie noch alle Gewebe und Zelltypen bilden können. Die Totipotenz wird spätestens beim Übergang vom 8- zum 16-Zellstadium aufgegeben. Das Blastozystenstadium erreicht der Embryo zum Zeitpunkt der Einnistung in die Gebärmutter. Die Blastozyste enthält die innere Zellmasse, aus der embryonale Stammzellen entnommen werden können. Sie sind nur noch pluripotent, weil sie nicht mehr zur Bildung der Plazenta in der Lage sind, die natürlicherweise aus der äußeren Zellmasse der Blastozyste hervorgeht. Aus abgetriebenen Föten können Stammzellen der Keimdrüsenleiste gewonnen werden, die ebenfalls pluripotent sind.

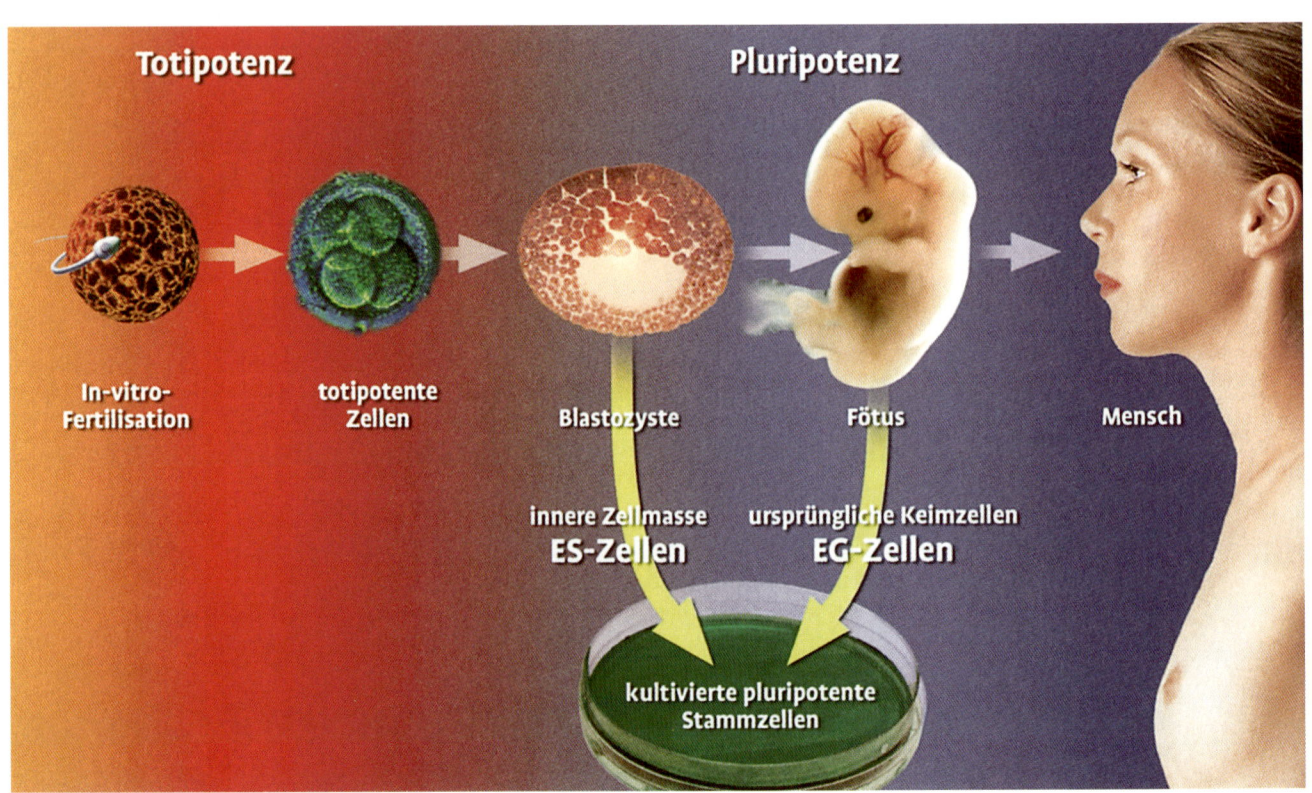

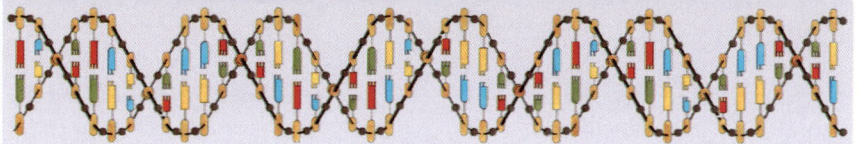

Als ein weiterer Weg zur Gewinnung embryonaler Stammzellen als Zell- oder Gewebeersatz wird das so genannte therapeutische Klonen diskutiert. Bei diesem Verfahren wird – nach der »Dolly-Methode« – der Kern einer körpereigenen Zelle des Patienten in eine entkernte Eizelle eingeführt und zum Wachstum stimuliert. Sofern dies gelingt, entsteht ein menschlicher Embryo, der dann in einer sehr frühen Entwicklungsphase für die Gewinnung von pluripotenten Stammzellen genutzt werden kann. Der große Vorteil dieser Gewinnungsmethode könnte darin bestehen, dass keine Verträglichkeits- bzw. Abstoßungsprobleme auftauchen, da es sich um körpereigene Zellen des Patienten handelt. […] Ist man der Auffassung, dass jeder Embryo ein sich entwickelnder Mensch ist, so spricht gegen das so genannte therapeutische Klonen, dass es sich dabei um die Erzeugung von Embryonen handelt, die ausschließlich fremdnützigen

Forschungs- und Therapiezielen dienen, d.h. um die Erzeugung von Embryonen zu Forschungszwecken, die lediglich als Mittel zum Zweck behandelt werden. Das verstößt gegen den Grundsatz der Menschenwürde; denn Embryonen, die durch Klonierung erzeugt werden, haben – wenn auch nur für kurze Zeit – den Status von sich entwickelnden Menschen. Dieser Status verliert nicht dadurch seine moralische Bedeutung, dass von Anfang an die Absicht besteht, aus diesen Embryonen keine voll entwickelten Menschen werden zu lassen, sondern sie nach kurzer Zeit zu Forschungszwecken oder zu therapeutischen Zwecken zu verbrauchen. Würde man die Schutzwürdigkeit und den Würdestatus von dieser Absicht abhängig machen, so hinge auch hier die Zuerkennung der Menschenwürde von menschlicher Entscheidung ab. Aus der Perspektive des christlichen Glaubens ist das eine inakzeptable Vorstellung.

Gegen das so genannte therapeutische Klonen bestünden freilich dann keine ethischen Bedenken, wenn es ein Verfahren gäbe, bei dem nicht zunächst ein sich entwickelnder Mensch entsteht, sondern von vorneherein ein lediglich pluripotentes Zellgebilde, das geeignet ist, autologen Gewebeersatz hervorzubringen.

Aus: Im Geist der Liebe mit dem Leben umgehen. Argumentationshilfe für aktuelle medizin- und bioethische Fragen, herausgegeben vom Kirchenamt der Evangelischen Kirche in Deutschland, EKD-Texte 71, 2002

1. Unter welcher Bedingung hält die Evangelische Kirche in Deutschland therapeutisches Klonen für ethisch vertretbar?
2. Wo sieht die Evangelische Kirche in Deutschland Probleme auf die Gesellschaft zukommen?

Therapeutisches Klonen

Unter therapeutischem Klonen versteht man eine Methode, die ausgehend von einem Klonvorgang beim Menschen, totipotente (embryonale) Stammzellen erzeugt. Der Embryo wird dabei zerstört. Diese Stammzellen könnten dann zur Behandlung verschiedener Krankheiten verwendet werden. Der einzige Unterschied zum reproduktiven Klonen ist, dass der geklonte Embryo nicht in eine Gebärmutter eingesetzt wird und sich daher nicht zu einem vollständigen Menschen entwickeln kann.

Methode

Wie beim reproduktiven Klonen wird einer in vitro befruchteten Eizelle (IVF) […] zuerst der Zellkern entnommen und anschließend durch den Zellkern einer ausdifferenzierten Körperzelle des Patienten ersetzt (Zellkernübertragung). Nach einem elektrischen oder chemischen Stimulus, der den Entwicklungsablauf dieser Zelle einleitet, wird nach wenigen Zellteilungen der Embryo zerstört und die einzelnen Zellen in Kultur gebracht. Mit Hilfe geeigneter chemischer und biologischer Stimuli (Wachstumsfaktoren) lassen sich aus diesen Stammzellen (potentiell) jede Gewebeart vielleicht sogar ganze Organe züchten, oder die Stammzellen werden direkt in den Körper des Patienten eingebracht. Bis zum Jahr 2004 ist noch von keinen erfolgreichen Behandlungen mit dieser Methode berichtet worden.

Es wäre allerdings auch möglich, bei in vitro befruchteten Embryonen vor dem Einpflanzen in die Gebärmutter

eine Zelle zu entnehmen, was auch einem Klonen entspricht, ähnlich wie bei der Präimplantationsdiagnostik, und sie eingefroren zu konservieren. Diese totipotente Stammzelle könnte von dem Menschen von dem sie stammt, in dessen weiterem Leben zur Behandlung einer Krankheit verwendet werden.

Möglichkeiten der Technik

Der Vorteil dieser geklonten embryonalen Stammzellen liegt zum einen gegenüber adulten pluripotenten Stammzellen in der (zur Zeit noch) größeren Vielfalt an züchtbaren Gewebearten und zum anderen gegenüber fremder bereits existenter embryonaler Stammzellen (z.B. aus überzähligen Embryonen von IVF-Versuchen) in der weitgehend vollständigen genetischen Identität dieser Stammzellen mit dem Patienten. Damit ist eine immunologische Abwehrreaktion des Empfängerkörpers weitgehend ausgeschlossen. […]

Zur ethischen Diskussion

[…] In Deutschland ist das therapeutische Klonen nach § 2 Abs. 1 Embryonenschutzgesetz strafbar, weil durch die Entnahme der embryonalen Stammzellen aus dem jungen Embryo in vitro der Embryo nicht einem seiner Erhaltung dienendem Zweck verwendet wird. Damit ist aber nicht gesagt, dass diese Form des Klonens für alle Zeiten unzulässig ist, weil der Gesetzgeber (Bundestag und Bundesrat) das Embryonenschutzgesetz entsprechend ändern könnten. Das wäre nur dann wiederum ausgeschlossen, wenn das therapeutische Klonen zugleich gegen die Menschenwürde des Embryos in vitro verstieße.

Dieser Frage nach dem grundrechtlichen und bioethischen Status eines Embryos in vitro vor der Einnistung in den Mutterleib ist heillos umstritten und auch vom Bundesverfassungsgericht noch nicht geklärt. […]

Nach: http://de.wikipedia.org/wki/Therapeutisches Klonen. Stand: 4. Dezember 2004.

Zankapfel humane embryonale Stammzellen

Pro

Embryozelle – die beste Kandidatin

Therapeutisches Klonen und embryonale Stammzellen werden kontrovers diskutiert. Der Stammzellforscher Professor Dr. Oliver Brüstle (Universität Bonn) ist gegen ein generelles Verbot der Studien.

Ärzte Zeitung: Sie durften als erster deutscher Wissenschaftler nach Inkrafttreten des Gesetzes humane embryonale Stammzellen importieren. Was machen Sie mit denen?

Oliver Brüstle: Momentan arbeiten wir daran, die an Mauszellen etablierten Methoden zur Vermehrung und Differenzierung in Neurone und Glia auf die menschlichen Zellen zu übertragen. Darüber hinaus wollen wir die Kulturbedingungen so optimieren, dass die Zellen effizient genetisch verändert werden können.

... mit dem Fernziel einer klinischen Anwendung?

Ja. Wir erforschen am Tiermodell, wie sich aus embryonalen Stammzellen Vorläufer myelinproduzierender Zellen entwickeln lassen. Solche nicht völlig ausgereiften Zellen haben noch die Fähigkeit zur Migration. Sie könnten für einen rekonstruktiven Zellersatz verwendet werden, zum Beispiel bei lokalisierten Demyelinisierungsherden. Ein solcher Ansatz könnte langfristig auch für die Behandlung bei Multipler Sklerose interessant werden. Weitere Anwendungsgebiete ergeben sich über den zellvermittelten Gentransfer – etwa die Ausschüttung erregungshemmender Faktoren zur Unterdrückung epileptischer Anfälle. Was den neuronalen Zellersatz anbelangt, kommen zunächst nur Erkrankungen in Betracht, bei denen ein Zelltyp und eine Gehirnregion bevorzugt betroffen sind, wie bei Morbus Parkinson oder Chorea Huntington.

Die Fraktionen des Deutschen Bundestags haben sich kürzlich nicht nur gegen das reproduktive, sondern auch gegen das therapeutische Klonen ausgesprochen, weil dabei Embryonen verbraucht werden. Sie gelten als Befürworter des therapeutischen Klonens. Warum?

Ich bin kein uneingeschränkter Befürworter des therapeutischen Klonens. So halte ich es aus ethischen und logistischen Gründen nicht für machbar, das therapeutische Klonen in größerem

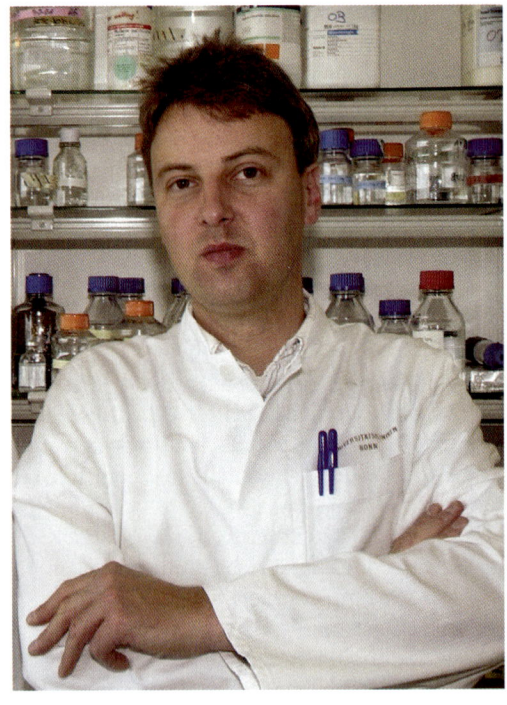

Oliver Brüstle

Umfang in der klinischen Praxis anzuwenden. Jedenfalls dann nicht, wenn dabei Zellkerne in entfernte Eizellen übertragen würden. Dazu würde eine große Zahl an Eizellspenden benötigt. Außerdem verläuft die Reprogrammierung des Zellkerns, die zur Ausbildung einer Blastozyste führt, in den wenigsten Fällen fehlerfrei. Die Fehler lassen sich in der Zellkultur nicht erkennen, und eine Therapie wäre mit erheblichen Risiken verbunden.

Für sinnvoll halte ich es aber, den Zellkerntransfer und andere Methoden der Zellreprogrammierung dafür einzusetzen, um grundlegende wissenschaftliche Fragen zu beantworten, zum Beispiel: Welche Faktoren im Zytoplasma der Eizelle bewirken, dass sich die »Uhr« im Zellkern wieder zurückdrehen lässt?

Solche Faktoren könnte man dann verwenden, um aus adulten Zellen wieder pluripotente Stammzellen zu machen?

Das ist das Ziel dieser Forschungsrichtung. Ein generelles Verbot von Kerntransferstudien würde deshalb auch die Entwicklung neuer, ethisch weniger problematischer Strategien zur Gewinnung körpereigener Stammzellen behindern.

Adulte Stammzellen wären ja ohnehin eine Alternative zu embryonalen. Sehen Sie da noch unausgeschöpftes Potenzial?

Beide Forschungsgebiete sind noch sehr jung, und beide haben sicherlich therapeutisches Potenzial. Für manche Anwendungen mögen adulte Stammzellen genügen. So wird versucht, im Gewebe residente Stammzellen direkt für Regenerationsprozesse zu rekrutieren. Aber für Strategien, die sehr große Zellmengen oder komplexe genetische Veränderungen der Spenderzellen erfordern, sehe ich embryonale Stammzellen als die besten Kandidaten. Aus heutiger Sicht ist es unabdingbar, parallel an embryonalen und adulten Stammzellen zu forschen.

Aus: Ärzte-Zeitung vom 24. Februar 2003

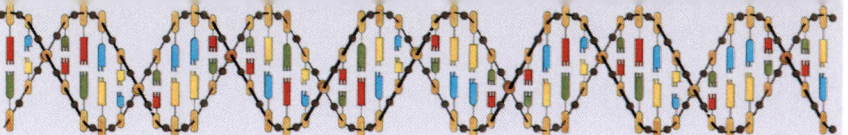

Contra

Adulte Zellen:
Auch mit Potenzial

Im Streit um therapeutisches Klonen und embryonale Stammzellen setzt die Biologin Professor Dr. Regine Kollek im Gespräch mit der »Ärzte Zeitung« auf die Forschung an adulten Zellen.

Ärzte Zeitung: **Zwei Forscherteams, eines in Bonn, das andere in Köln, dürfen humane, embryonale Stammzellen importieren – ein Signal für den Beginn einer neuen Ära?**

Regine Kollek: Es war schon vor Inkrafttreten des Stammzellgesetzes im Juli vergangenen Jahres abzusehen, dass einige Arbeitsgruppen in den Startlöchern stehen und Anträge stellen werden. Das bewegt sich im Rahmen der rechtlichen Regelungen. Wie viele weitere Anträge noch folgen werden, lässt sich nicht absehen. Die Arbeit mit embryonalen Stammzellen ist technisch aufwändig und erfordert große Expertise.

Der Nationale Ethikrat, dem Sie angehören, hat sich mehrheitlich für den Import humaner embryonaler Stammzellen ausgesprochen. Sie gelten als Kritikerin.

Das ist richtig. Ich habe im Nationalen Ethikrat dagegen gestimmt.

Warum?

Ich halte es aus ethischen, aber auch aus medizinischen Gründen für erstrebenswerter, sich auf adulte Stammzellen zu konzentrieren. Sollten embryonale Stammzellen tatsächlich einmal eine Ressource für Behandlungsoptionen in der Medizin werden, wirkt dies auf die Reproduktionsmedizin zurück. Ärzte könnten in einen Loyalitätskonflikt geraten zwischen der Fürsorge um die Patientin und ihrem Interesse am Zugang zu Embryonen, die sie für Forschung oder Therapie verwenden oder für diese Zwecke weitergeben möchten. Eine Studie aus Großbritannien hat ergeben, dass an reproduktionsmedizinischen Kliniken, die selbst Embryonenforschung betreiben, bei der künstlichen Befruchtung weniger Embryonen transferiert und diese seltener aus kryokonservierten Beständen entnommen werden als in Kliniken ohne aktive Forschungsprogramme. Wo sind also die Embryonen geblieben? Die Forschung an embryonalen Stammzellen schafft einen neuen Bedarf an Forschungsembryonen.

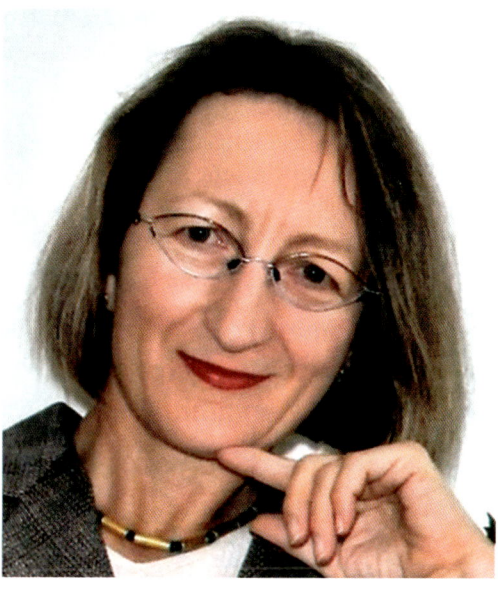

Regine Kollek

Einig ist man sich doch aber international, dass Paare, von denen die Embryonen stammen, mit ihrer Verwendung einverstanden sein müssen.

Ja. Aber die Bedingungen der Zustimmung sind sehr uneinheitlich und kaum kontrollierbar. Zudem sind die Menschen unsicher. Untersuchungen zeigen, dass zwei Drittel der Paare, die gefragt wurden, ob sie zu ihrer früher getroffenen Entscheidung stehen, nach einer künstlichen Befruchtung überzählige Embryonen für die Verwendung in der Forschung freizugeben, ihre Entscheidung später gerne wieder rückgängig gemacht hätten.

In Deutschland dürfen keine neuen, embryonalen Stammzellen vom Menschen hergestellt, sondern nur bestehende humane Zelllinien für die Forschung verwendet werden.

Das ist richtig. Aber einige Forscher haben schon angedeutet, dass diese Stammzell-Linien für bestimmte Forschungszwecke nicht gut genug sind, dass künftig neue gebraucht werden. Beginnt man diese Forschung, setzt sie unweigerlich eine Dynamik zur Erzeugung neuer Stammzellen in Gang.

Ein medizinisches Fernziel der Forschung an Stammzellen ist, Zellen, Gewebe oder Organe zu züchten, ohne immunologische Barrieren bei der Übertragung in den Patienten fürchten zu müssen. Diese Möglichkeiten wären verbaut, wenn die Forschung verboten würde.

Nein. Auch adulte Stammzellen haben das Potenzial, diese Ziele zu erreichen. Für die Grundlagenforschung kann man auf embryonale Stammzellen von Primaten zurückgreifen, zum Beispiel wenn es um die Frage geht, wie sich Zellen differenzieren und entdifferenzieren, welche Gene dabei aktiviert werden. Die Ergebnisse von Tierversuchen lassen sich indirekt auf den Menschen übertragen, denn grundlegende Mechanismen der Differenzierung sind bei Mensch und Primat sehr ähnlich.

Was würden Sie sich für die Zukunft wünschen?

Ich würde mir wünschen, dass aus diesem Gebiet der Forschung etwas die Hektik weicht. Wichtig ist, die Rückwirkungen und Folgen der Embryonenforschung für die Reproduktionsmedizin zu untersuchen und das Potenzial der adulten Stammzellen konsequent auszuloten, bevor man das Tabu der Verzweckung menschlicher Embryonen endgültig bricht. Dafür habe ich mich auch im nationalen Ethikrat eingesetzt.

Das Gespräch führte Nicola Siegmund-Schulze. Aus: Ärzte-Zeitung vom 24. Februar 2003

1. Welche Gründe sprechen für die Stammzellforschung? Welche Gründe sprechen dagegen?
2. Finden Sie Argumente für die Verwendung embryonaler oder adulter Stammzellen?

Chancen und Risiken der regenerativen Medizin

Argumente und Positionen – Eine Diskussionsrunde

Das britische Unterhaus hat im Jahr 2000 entschieden: In Großbritannien darf geklont werden. Britische Forscher wollen menschliche Körperzellen mit Hilfe einer Eizellhülle reprogrammieren und aus den so entstandenen embryonalen Stammzellen Gewebeersatz züchten. Tausende unheilbar kranker Menschen hoffen auf eine vielversprechende Therapie. Zellersatz für Hirn- und Herzkranke, für Parkinson-Patienten und Demente, gegen den Veitstanz und die multiple Sklerose.

Diese Entscheidung ist – aus britischer Sicht – nur konsequent. Seit 25 Jahren darf auf der Insel an Embryonen geforscht werden, die nicht älter als 14 Tage sind. Erst dann beginnt nach britischem Recht das Menschenleben.

Wie reagieren deutsche Forscher und Politiker auf den britischen Vorstoß? Es diskutieren: Ulrike Riedel, zuständige Abteilungsleiterin beim Bundesgesundheitsministerium in Berlin; Hubert Hüppe, CDU-Bundestagsmitglied und stellvertretender Vorsitzender der Enquetekommission »Recht und Ethik der modernen Medizin« des Deutschen Bundestags; Claus Bartram, Humangenetiker aus Heidelberg und Mitglied der zuständigen Senatskommission bei der Deutschen Forschungsgemeinschaft; Otmar Wiestler, Neurowissenschaftler aus Bonn.

Andreas Sentker: Frau Riedel, der Gesetzgeber steht im Bereich der Stammzellforschung vor einer ungeheuer schwierigen Aufgabe. Es geht darum, Entwicklungen abzuschätzen, die vermutlich erst in einigen Jahrzehnten zeigen werden, ob sie wirklich das halten, was sie versprechen. Aktuell aber geht es darum, zu diskutieren, welches Gut wir aufgeben, wenn wir Embryonen zur Forschung freigeben. Was ist die Position des Gesundheitsministeriums?

Ulrike Riedel: Es geht hier um die Verwendung, um den Verbrauch von Embryonen. Und Embryonen genießen, das hat das Bundesverfassungsge-

richt festgestellt – und das ist auch ein ethisches Grundprinzip in unserer Gesellschaft – den Schutz der Menschenwürde, von der Befruchtung, also von Anbeginn an. Man kann diese Würde nicht in den einzelnen Stadien differenzieren, weil das Potenzial für einen Menschen in all seinen Facetten in diesem Embryo schon enthalten ist. Der Gesetzgeber hat vor zehn Jahren im Embryonenschutzgesetz eine Abwägung getroffen, die Abwägung zwischen der Forschungsfreiheit einerseits und der Menschenwürde und dem Recht auf Leben und Gesundheit des Menschen, hier des Embryos, andererseits. Er hat festgelegt, dass Eingriffe in die Entwicklung eines Embryos nur zu seinem eigenen Wohl zulässig sind. Fremdnützige Eingriffe sind nicht

»... da wird sich ein Paradigmenwechsel in der Einstellung zu künstlich befruchteten Embryonen ergeben.«

zulässig. Das heißt konkret im Embryonenschutzgesetz, ein Embryo darf durch künstliche Befruchtung nur zur Herbeiführung einer Schwangerschaft hergestellt werden. Das Gesetz legt genau fest, wie viele Embryonen dafür entstehen dürfen. Das heißt, nach der Definition des Embryonenschutzgesetzes fallen in Deutschland keine überzähligen Embryonen an, die man verwenden könnte.

Wenn wir nun dazu kommen, dass wir Embryonen auch zu fremdnützigen Zwecken verwenden, also um Stammzellen daraus zu gewinnen, um damit zu forschen, dann heißt das, dass wir den engen Rahmen verlassen. Es ist quasi ein Paradigmenwechsel in den Köpfen – auch der Ärzte und der Behandler. Es ist etwas anderes, wenn ein Arzt weiß: Ich darf alle Embryonen nur zur Herbeiführung einer Schwangerschaft verwenden, als wenn er weiß: Wenn einer nicht verwendet werden kann, dann kann ich ihn auch für einen anderen hochrangigen Zweck verwenden. [...]

Andreas Sentker: Es ist gegenwärtig doch strittig, ob es mit dem beste-

henden Embryonenschutzgesetz vereinbar ist, Embryonen aus dem Ausland zu importieren und mit ihnen in Deutschland zu forschen.

Ulrike Riedel: Die Stammzellen sind, wenn sie einmal einem Embryo entnommen wurden und kultiviert werden, nicht mehr totipotent, aus ihnen kann also kein Mensch mehr entstehen. Sie sind nur noch pluripotent. Sie können alle Zelltypen bilden, aber nicht mehr einen Embryo. Das heißt, wenn man mit diesen Zellen umgeht, dann geht man nicht mit einem Embryo um. Man geht mit pluripotenten embryonalen Stammzellen um. Der Gesetzgeber hat einen Import solcher Zellen nicht bestraft. Das liegt an unserem internationalen Strafrecht. Bei der Strafbarkeit kommt es darauf an, dass strafbare Handlungen auf dem Boden des geltenden Rechtes in Deutschland begangen werden. Wenn das im Ausland passiert, und die embryonalen Zellen, wenn sie hierher kommen, nicht mehr totipotent sind, ist das nicht strafbar. Nun könnte man natürlich daran denken, dass man jetzt über das Embryonenschutzgesetz hinaus diesen Import verbietet. [...]

»Bei den Embryonen bleibt es bestimmt nicht dabei, dass man nur importieren will.«

Hubert Hüppe: Ja, ich denke schon, dass es ein Unterschied ist, ob man Forschungsergebnisse hier veröffentlichen kann oder ob man die Produkte, die auf unethische Weise – nach heutiger Auffassung – gewonnen wurden, einführt. Diejenigen, die solche Techniken anwenden und diese Forschung betreiben wollen, reden ja zunächst über den Nutzen, kommen dann zu dem Ergebnis, dass wir nicht wissen, ob wir die Embryonen auf Dauer gebrauchen – aber erst mal brauchen wir sie. Und außerdem können wir möglicherweise all die Krankheiten heilen, die unsere Zivilisation kennt, vor allen Dingen im Alter, wie Alzheimer, Parkinson usw. Aber können wir sagen: der Nutzen

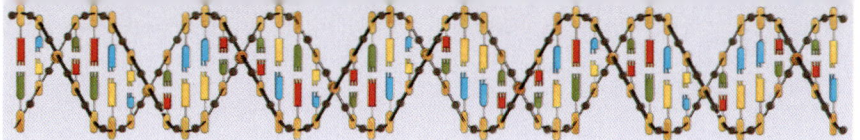

muss nur hoch genug sein, damit wir menschliches Leben töten und dann verwenden können? Wenn ein Embryo kein menschliches Leben ist, dann frage ich mich überhaupt, wa-rum wir darüber diskutieren. Wenn er allerdings ein Mensch ist, ist die Frage, ob man tatsächlich das Recht auf Forschung über

»Das Recht auf Forschung kann auch schon mal höher stehen als das Recht auf Leben«

das Lebensrecht stellt. Die Deutsche Forschungsgemeinschaft hat in einer Streitschrift von 1996 erklärt, das Recht auf Forschung könne auch schon mal höher stehen als das Recht auf Leben. Ein Satz, den ich eigentlich in Deutschland nicht mehr für möglich gehalten hätte.

Bei den Embryonen bleibt es bestimmt nicht dabei, dass man nur importieren will. Das war ja der erste Schritt. Der zweite Schritt wird die Frage sein, ob man nicht an übrig gebliebene Embryonen gehen kann. Und der dritte Schritt wird gleich mitdiskutiert. Ob man nicht das therapeutische Klonen auch zulassen sollte. Das heißt, dass man durch einen Kerntransfer, ähnlich wie bei Dolly, einen künstlichen Zwilling produziert, um ihn dann zu töten und die Stammzellen zu Organen oder Gewebe auswachsen zu lassen, mit dem großen Erfolg […], dass sie bei einer Transplantation nicht abgestoßen werden, weil sie genetisch identisch sind mit dem, dem man das Kerngenom entnommen hat. Also man opfert seinen Zwillingsbruder, den man vorher erzeugt, um dann Gewebe daraus zu gewinnen, um sich selbst therapieren zu lassen. Das ist die logische Konsequenz in den Ländern, in denen

die Diskussion schon weiter vorangeschritten ist.

Andreas Sentker: Herr Hüppe, befällt sie nicht manchmal die Angst, dass sie hier mit ihrer Position Entwicklungen verhindern, die ungeheuer hilfreich sein könnten?

Hubert Hüppe: Natürlich kann diese Forschung hilfreich sein, aber die Frage ist, ob man dafür alles zulässt. Wenn man das Argument nimmt, es wird sowieso im Ausland gemacht, also müssen wir uns beteiligen, heißt

Kasimir Malewitch, Sportler (1928)

das doch, dass wir dann wirklich alles machen, was im Ausland gemacht wird, dann brauchen wir überhaupt keine Norm mehr. Wir importieren auch Kohle aus Bergwerken, in denen Kinder in den Stollen arbeiten. Dazu sind wir sogar verpflichtet nach GATT-Abkommen und anderen Regelungen. Und trotzdem wird doch keiner sagen,

»Wenn wir wirklich in die Anwendung gehen möchten, brauchen wir die Industrie, weil sie einfach in diesen Dingen sehr viel erfahrener ist.«

jetzt müssen wir bei uns die Kinder arbeiten lassen. Nein, wir sagen, das ist ethisch nicht vertretbar und ist nicht in Übereinstimmung zu bringen mit der Menschenwürde nach Artikel 1.

Otmar Wiestler: Ich glaube, wir brauchen keine Sorge zu haben, dass in industriellen Labors in Deutschland Forschung geschieht, die wir selbst nicht akzeptieren möchten. Die Industrie wird sich in diesem Gebiet außerordentlich zurückhalten, solange es keine gesetzliche Absicherung gibt. Und in der Tat ist es so, dass praktisch alle großen Firmen in Deutschland im Moment keine Stammzellforschung betreiben, schon gar nicht mit embryonalen Stammzellen, sondern eher damit ins Ausland gehen. Auch das ist etwas, was langfristig nicht akzeptabel ist. Wenn wir wirklich in die Anwendung gehen möchten, brauchen wir die Industrie, weil sie einfach in diesen Dingen sehr viel erfahrener, auch sehr viel besser ausgestattet ist, als es akademische Laboratorien, Universitäten, Krankenhäuser usw. sind. […]

Die Diskussion leitete der Journalist Andreas Sentker.

Aus:
www.zeit.de/archiv/2001/01/stammzellenforum

1. Arbeiten Sie die den Interviewbeiträgen jeweils zugrunde liegende Haltung zur Stammzellforschung heraus.
2. Formulieren sie zu jedem Interviewbeitrag einen pointierten Satz, wie er z.B. in der Anmoderation eines Gesprächteilnehmers bei einer Fernsehtalkshow üblich ist (»Frau Riedel meint …«)
3. »Das Recht auf Forschung kann auch schon mal höher stehen als das Recht auf Leben.« – Wie beurteilen Sie diese Auffassung? Sammeln Sie Argumente pro und contra.

»Ein eindeutiges Ja« –
Der Heidelberger Humangenetiker Claus Bartram plädiert für die Zulassung des therapeutischen Klonens in Deutschland

Claus Bartram ist Mitglied der »Senatskommission Grundsatzfragen der Genforschung« bei der Deutschen Forschungsgemeinschaft. Er lehrt Humangenetik an der Uni Heidelberg.

DIE ZEIT: Das britische Parlament macht den Weg frei für Forschung an geklonten Embryonen. Ist die deutsche Entrüstung gerechtfertigt?

Claus Bartram: Ich möchte feststellen, dass Emotionen und Vorverurteilungen in dieser Frage nicht weiterhelfen. Wenn auf der einen Seite die Allmacht der Stammzellen gepriesen und auf der anderen Seite von medizinischem Kannibalismus geredet wird, ist die Diskussion schnell beendet. [...]

Was genau dürfen britische Forscher nach dem neuen Beschluss nun tun?

Sie können einen Zellkern aus einer erwachsenen Körperzelle in eine zuvor entkernte menschliche Eizelle übertragen. Sie dürfen die Entwicklungsvorgänge dieses geklonten Embryos bis zum vierzehnten Tag studieren und auch embryonale Stammzellkulturen daraus gewinnen. Die könnten für die individuellen Zellersatztherapien eingesetzt werden. Aber um es klar zu sagen: Es geht nicht darum, das Dolly-Experiment am Menschen zu wiederholen.

Ein Mensch darf nicht getötet werden. Aber wann wird aus einem Häuflein Zellen ein Mensch?

Es gibt natürlich die kategorische Lösung: Im Moment einer Befruchtung, also der Verschmelzung von Ei- und Samenkern, ist ein Mensch entstanden ...

... Sie meinen die katholische Position ...

Genau, aber diese Auffassung klingt auch im Embryonenschutzgesetz an – obwohl dort aus guten Gründen nicht gesagt ist, ab wann ein Embryo ein Mensch ist.

Welche Gründe waren das?

Man wollte sich damals die Möglichkeit offen halten, über die Embryonenforschung neu zu diskutieren. Und nun stellt sich die Frage wirklich: Betrachten wir nicht einen vierzelligen Embryo im Reagenzglas anders als einen, der sich in der Gebärmutter eingenistet hat und bereits in der Mutter heranwächst?

Trotzdem wird ein Embryo erst erzeugt und dann für die Forschung zerstört. Wie rechtfertigen das die Engländer?

Auch in Großbritannien steht der menschliche Embryo unter Schutz. Aber es ist ein abgestufter Schutz. Bis zum vierzehnten Entwicklungstag durften dort auch früher schon bestimmte Experimente an Embryonen durchgeführt werden. Die Briten bewerten einen nicht eingenisteten Embryo anders. [...]

Das dürfte in Deutschland kaum akzeptiert werden.

Doch. Auch wir machen diesen Unterschied. Bei der Empfängnisverhütung durch die Spirale oder die Pille – dabei töten wir einen Embryo, indem wir die Einnistung in den Uterus verhindern. Das duldet unsere Gesellschaft doch ohne Widerspruch. Schließlich akzeptieren wir auch die Abtreibung von Föten. Wer also beim therapeutischen Klonen von Dammbruch spricht, verkennt, dass wir die Tötung von heranwachsendem Leben schon längst gesellschaftlich tolerieren. [...]

Der Streit beginnt bei embryonalen Stammzellen.

Nehmen wir mal die überzähligen Embryonen in der Reproduktionsmedizin. Warum sollen wir die nicht zur Herstellung von Stammzellen nutzen?

In Deutschland darf es solche Embryonen doch gar nicht geben ...

Auch bei uns gibt es die in begrenzter Zahl. Etwa weil eine Frau vor der Einpflanzung krank wurde.

Was passiert mit denen?

Sie werden aufgetaut und dann weggeworfen. Sollte man die nicht für Forschungen wohldefinierter Art freigeben? Die Nutzung todgeweihter Embryonen zur Gewinnung von Stammzellen ist doch sicherlich ethisch anders zu beurteilen als die Herstellung von Embryonen zu diesem Zweck. Also einigen wir uns doch darauf, das zuzulassen. Das Vorhaben muss das natürlich rechtfertigen. Nun kann man auch fragen, sollen wir nicht selbst Embryonen herstellen, um solche Forschungen zu machen?

Aber die Briten gehen mit dem Klonen noch einen Schritt weiter.

Das ist etwas völlig Neues in der Biologie. Da geht es um Reprogrammierung, also die Frage: Wie versetze ich eine erwachsene Körperzelle wieder in einen embryonalen Zustand? Wir müssen diese Vorgänge studieren – auch am Menschen. Deswegen sollten wir uns dem britischen Vorbild anschließen.

Es gibt embryonale Stammzellen, die man erforschen kann. Warum sollen wir nun auch noch klonen?

Im Moment weiß niemand, welche Forschungsrichtung die erfolgversprechendste ist. Es spricht viel dafür, dass embryonale Stammzellen ein größeres Potenzial haben als adulte. Die Briten wollen sich nicht nur unter wissenschaftlichen, sondern auch unter kommerziellen Aspekten einen Vorsprung verschaffen. Wir müssen nicht nur verstehen, wie eine Embryozelle zur erwachsenen Organzelle programmiert werden kann. Wichtig ist auch der umgekehrte Vorgang: Wie macht man aus einer erwachsenen Körperzelle eine differenzierungsfähige Stammzelle, die ohne spätere Organabstoßung bei Patienten eingesetzt werden könnte?

Wer soll verhindern, dass die Sache außer Kontrolle gerät?

Auch in anderen Ländern ist die Stammzellforschung erst am Anfang. Noch ist das sehr überschaubar. Der Vorteil einer Freigabe ist, dass man die Sache nicht ins Belieben der Wissenschaftler stellt, sondern anbindet an ein Genehmigungsverfahren. Wenn eine Kommission jedes Vorhaben prüft, wie in England vorgesehen, behält man die Kontrolle. Das sollten wir in Deutschland auch machen. [...]

Aus: Die Zeit, Nr. 1, 2001

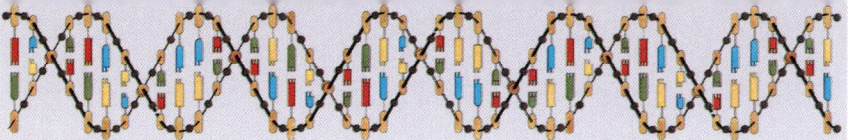

Michael Müller

Forschung mit menschlichen Stammzellen – Wissenschaftsfreiheit? Eine Schimäre

Unter Forschern herrscht Goldgräberstimmung. Bei embryonalen Stammzellen geht es um einen Milliardenmarkt.

Die Verwandlung der Medizin von einer heilenden zu einer menschenmachenden Praxis zersetzt das Menschenbild und die soziale Wirklichkeit mit unbekannten Folgen. Seit den Anfängen der abendländischen Philosophie ergeben sich die Würde und der Eigenwert des Einzelnen aus dem Gewachsensein. Was aber passiert, wenn nun Gemachtheit an die Stelle der Physis, des Gewordenseins, tritt? Sollten wir das nicht wissen, bevor wir es tun? Die Frage: »Was bedeutet es, Mensch zu sein, mit allen seinen Beziehungen zur Mitwelt und in seiner Verantwortung der Nachwelt gegenüber?« wird von einer theoretischen zu einer höchst praktischen und politischen Frage.

Für die Versprechen der Biogenetik, die in einem engen und radikalen Zusammenhang mit der Transformation in Wirtschaft und Wissenschaft stehen, reicht der einfache Optimismus nicht aus. Er entpuppt sich auf den zweiten Blick allzu oft als Überhöhung ökonomischer Interessen oder als die begrenzte Sichtweise einer Fachdisziplin. Es geht um die grundsätzliche Dimension des Themas – zumal die Bio- und Gentechnik faszinierende Möglichkeiten auch diesseits eines »Umbaus« des Menschen eröffnen. Ein Beispiel ist die Ermittlung spezifischer Ursachen und Zusammenhänge von Krankheiten für gezielte Hilfen.

Natürlich muss die Gesellschaft für Innovation und Veränderung offen sein, denn davon hängt die Gestaltung eines guten Lebens ab. Und natürlich sind Ethik und Moral nicht statisch, sondern kulturabhängig. Eben deshalb liefern die Lebenswissenschaften nicht »wertfreie« Vorgaben, zu denen die Politik sich dann im Nachgang verhalten kann. Ihre Anwendung darf nicht unabhängig von der Verwertung gesehen werden, da ihre Entwicklung nicht so sehr durch die wissenschaftlichen und technologischen Abläufe als solche geprägt wird, sondern weit mehr durch die Formen und Methoden ihrer wirtschaftlichen Verarbeitung. […]

Es gehört zu den zentralen Errungenschaften der Moderne, die Wissenschaft von der klerikalen und feudalistischen Unterdrückung zu befreien. Das Ergebnis kann aber nicht sein, dass die Wissenschaft heute der Gesellschaft scheinbar alternativlos eine »evolutionäre« Entwicklungsrichtung diktiert. Wenn der Präsident der Max-Planck-Gesellschaft, Professor Dr. Hubert Markl, die »Verunsicherung ernst nehmen« will, kann er nicht Forschung und Wissenschaft als sakrosankten, »integralen Ausdruck unserer Menschenwürde« verklären, während er alle Fragen nach der Wechselwirkung mit dem wirtschaftlichen und gesellschaftlichen System tabuisiert. Damit fällt Markl in ein vormodernes Verständnis von Wissenschaft zurück. Die Wissenschaft muss sich legitimieren, sie hat keine Lizenz zur Weltverbesserung.

Doch derzeit herrscht Goldgräberstimmung. Weltweit werden die Claims abgesteckt und durch Patente abgesichert, in der Hoffnung, am Ende menschliche Embryonen zu erzeugen und auszubeuten. Einige Firmen haben längst eine so mächtige Position eingenommen, dass die Kooperation mit ihnen, wie der Stammzellerforscher Austin Smith feststellt, ein »Pakt mit dem Teufel« sei. Allein bei den umstrittenen embryonalen Stammzellen geht es um einen lukrativen Markt, den Experten auf 3,5 bis 7 Milliarden Euro pro Jahr schätzen.

Das erklärt das Interesse, obwohl es nachweislich Alternativen gibt. Der Präsident der Deutschen Forschungsgemeinschaft (DFG), Ernst-Ludwig Winnacker, ist sogar davon »überzeugt, dass nur das Potenzial der adulten Stammzellen das halten wird, was es verspricht«. Trotzdem heißt es: Tempo zuerst, ohne Rücksicht auf die Grenzen, die bisher im Konsens der Wissenschaft nicht überschritten wurden.

Unter dem Druck der internationalen Konkurrenz verschmelzen Grundlagenforschung und Anwendung. Die »Bewährungsregeln« werden außer Kraft gesetzt, Interventions- und Reflexionsmechanismen unterlaufen. Unternehmen wandeln sich zu Technologiekonzernen. Aus Forschern werden Teilhaber. Diese Verlagerung der Zukunftsgestaltung in wirtschaftlich verengte Rationalitätskonzepte wird normative Ausstrahlung auf die Gestaltung der Gesellschaft entfalten. Ethik-Dumping droht zum Standortfaktor zu werden.

[…]

Die Grundlagenforschung ist keine platonische Ideenschau, die im Wortsinne »rein« genannt werden könnte, sondern längst eine Veranstaltung zur Veränderung der Realität. Für eine Wissenschaft aber, die nicht nur Wahrheiten erkennt, sondern auch die Lebenswelten radikal verändert, müssen neue Formen der Freiheitsbeziehung gefunden werden. Die Garantie der Forschungsfreiheit ist der veränderten Sachlage anzupassen, auch im Eigeninteresse der Wissenschaft, um ihrem eigenen Anspruch, Teil der Gesellschaft zu sein, gerecht zu werden.

[…]

Wissenschaftler, Ingenieure und Techniker müssen sich in den Institutionen der Demokratie der Frage stellen, welche Gesellschaft aus der Anwendung ihrer Erkenntnisse entsteht. Umgekehrt muss die Technikfolgenabschätzung aus ihrer Nischenrolle herauskommen und Grundlagen für den öffentlichen Diskurs schaffen. Es geht eben nicht nur um Entscheidungen, für die ein gewaltiger ökonomischer Druck aufgebaut wird, sondern auch um die Wirkungen für die Gesellschaft, für unsere Kultur, für ein gutes Leben, die bedacht werden müssen. Das ist die ureigenste Aufgabe der Politik in der Demokratie.

Aus: Badische Zeitung vom 31. Januar 2002.

1. Wie begründet die Stammzellforschung nach Meinung des Autors ihre gesellschaftliche Legitimität?
2. Wie beurteilen Sie Motive und Begründungen der Stammzellforschung?

Ulrich Bahnsen

Der Wahn des Doktor Antinori

Forscher wollen Menschen klonen. Dabei ignorieren sie
ethische Bedenken und biologische Risiken

Panayiotis Zavos wähnt sich in Gefahr. Doch der amerikanische Arzt griechischer Abstammung scheut das Risiko eines Attentats nicht. »Schauen Sie sich die Geschichte der amerikanischen Präsidenten an«, meint er. »Ruhm hat seinen Preis. Das nehme ich auf mich.« Ob das, was Doktor Zavos Minuten zuvor im ehrwürdigen Hörsaal der Policlinica Umberto I zu Rom verkündet hatte, ihn tatsächlich zu einem potenziellen Anschlagsopfer qualifiziert oder vielleicht doch eher zu einem Fall für einschlägige Paragrafen zur beschränkten Geschäftsfähigkeit, ist nur schwer zu entscheiden. Immerhin hatten Zavos, ein Reproduktionsmediziner aus Lexington, Kentucky, sein italienischer Kollege Severino Antinori und der israelische Wissenschaftler Avi Ben-Abraham das Kunststück fertig gebracht, die Weltpresse mit einer vagen Ankündigung nach Rom zu locken: Man werde binnen 18 Monaten das erste Baby klonen. Genaueres werde man beim *Workshop Human Therapeutic Cloning* am 9. März bekannt geben. Selbst japanische und australische Sender schickten daraufhin Kamerateams in die ewige Stadt.

Tatsächlich ist der Verdacht, das Wissen um die genetische Identität mit dem Vater werde schwere psychische Schäden bei geklonten Kindern hervorrufen, bisher nur Spekulation. Doch wie soll das erste Klonkind zum Beispiel später mit den Nachstellungen der Boulevardpresse umgehen – à la *Klonjunge verliebt: Wird er Monster zeugen?* Das interessiert die künftigen Kloner wenig. Die Entscheidung zum Klonen sei eine Privatangelegenheit der Eltern, stellt Antinori fest, der Staat solle sich gefälligst heraushalten.

Doch auch wer die ethische Fragwürdigkeit des Babyklonens mit dem »Menschenrecht auf ein Kind« wegwischen will, muss Fragen nach der Sicherheit des Verfahrens, nach der Gefahr für Leib und Leben von Mutter und Kind beantworten können. »Klone sind Klone, und die Natur klont auch.« Mehr sagt Zavos nicht dazu, nur noch: »Ein Klon ist der eineiige Zwilling seines Vaters, bloß wird er 40 Jahre später geboren. Was ist daran falsch?«

Fast alles. Vor allem wissenschaftlich betrachtet. Zwar sind auch eineiige Zwillinge Klone, doch sie entstehen durch die regelgerechte Vereinigung von Spermium und Eizelle. Erst danach, auf dem Weg zur Gebärmutter, zerfällt der Embryo in zwei Teile. Das hat wenig mit dem Vorhaben der Klonallianz zu tun: Geht es nach ihnen, so wird ein Kern einer erwachsenen Körperzelle in eine Eihülle übertragen. Unter dem Einfluss unbekannter Faktoren soll sich der erwachsene Zellkern dann in einen embryonalen Kern verwandeln und die Entwicklung eines Embryos, dann eines Fötus und schließlich eines Kindes in Gang bringen. So was kann – siehe Dolly – funktionieren. Vor allem aber geht vieles schief. Ian Wilmuts Forscherriege im schottischen Roslin-Institut verbrauchte fast 300 Schafeizellen, um zunächst ganze 29 Retortenembryos herzustellen. Gerade einer überlebte bis zur Geburt – das war Dolly. Bis heute, bekennt Wilmut, selbst ein erbitterter Gegner des Menschenklonens, habe sich die Erfolgsrate der Technik kaum verbessern lassen. Von 100 menschlichen Klonen wird vielleicht einer überleben.

Die wahren Experten sehen das leider völlig anders. »Bei allen bisher geklonten Säugetieren hat es gravierende Probleme gegeben«, sagt Rudolf Jaenisch. »Und warum«, fragt der Klonpionier vom Whitehead Institute in Cambridge, USA, »sollte das beim Säuger Mensch anders sein?« Von 100 menschlichen Klonen werden die meisten bei einer spontanen Fehlgeburt infolge schwerer genetischer oder körperlicher Defekte sterben, lautet die Prognose. Die wenigen, die in der Gebärmutter anwachsen, werden stark vergrößerte Plazenten haben und unter Fettlebern leiden.

Vielleicht werden drei oder vier der Klone ihre Geburt überleben, doch auch sie würden von schweren Krankheiten oder Deformationen heimge-

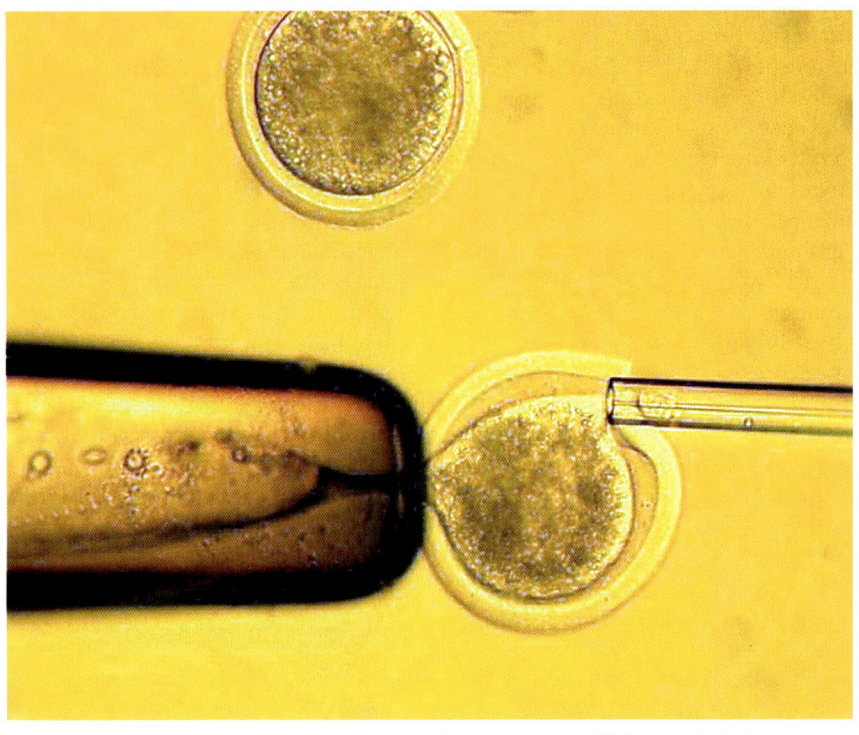

Der entscheidende Moment beim menschlichen Klonen: In eine weibliche Eizelle, links von einer Glaspipette festgehalten, schieben die Forscher von rechts den Zellkern einer erwachsenen Körperzelle der Spenderin hinein. Dann wird das Erbgut so umprogrammiert, dass sich das manipulierte Ei teilen und zu einem Embryo heranwachsen kann.

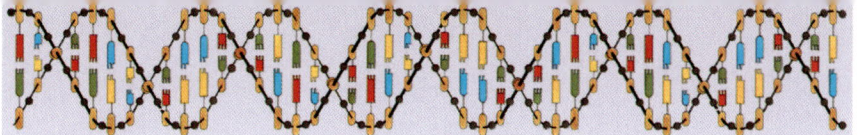

sucht. Die Liste der klontypischen Geburtsfehler liest sich wenig ermutigend: Föten mit einem Gewicht von bis zu sieben Kilo und möglichen Schädeldeformationen lassen keine natürliche Geburt zu. Die Kaiserschnittkinder werden mit großer Wahrscheinlichkeit in den ersten Wochen an Herz- und Gefäßmissbildungen sterben, an unterentwickelten Lungen oder Immunschwäche. Und sollte doch einer der 100 Klone auf einer Intensivstation überleben, wird er zeitlebens als Klon zu erkennen sein: am überdimensionierten Nabel, Überbleibsel einer unerklärlich dicken Nabelschnur, die sich bei den meisten Klonschwangerschaften bildet.

Selbst der Versuch, trauernden Eltern einen toten Säugling zu ersetzen, sei daher als zynische Missetat zu werten, resümiert Dolly-Schöpfer Ian Wilmut (Die Zeit Nr. 11/01) ergrimmt: »Das wahrscheinliche Ergebnis ist noch ein totes Kind.« Die internationale Forschergemeinde verzichtete darauf, Antinoris Team mit dieser Tatsache zu konfrontieren. Kein ausgewiesener Experte mochte sich auf der Tagung blicken lassen. Niemand will in Verdacht geraten, mit Antinori und Co. zu sympathisieren. Im Gegenteil: Die Zunft fürchtet ihre Diskreditierung durch das Vorhaben. Endet der Klonversuch in einer Katastrophe, könnte das auch der Stammzellforschung und selbst der herkömmlichen Reproduktionsmedizin auf lange Zeit die Arbeit schwer machen. Entsprechend furios fallen die Reaktionen der Fachkollegen aus. »Schlicht gewissenlos« nennt etwa der Lübecker Reproduktionsmediziner Klaus Diedrich die Pläne Antinoris.

Aus: Die Zeit

1. Stimmen Sie der Argumentation der beiden Forscher (Bartram, Antinori) für das therapeutische Klonen zu?
2. Worin unterscheiden sich die Ansätze von Bartram und Antinori? Welches (wissenschaftliche) Ziel verfolgen sie jeweils?
3. Können Sie die Absichten (eines) der beiden Wissenschaftler teilen? Begründen Sie Ihre Entscheidung.

CTGGAA	TGGAAG
CCAACT	GTCACC
AGCAGA	ATTCGG
AAAAAA	CCCACT
GTCTTC	CTGCCA
TGCGTG	TCTCAC
TCTGTT	AGCAGG
CTAGAA	TATCCA
CAATTG	AACACA
CTAGCA	CGTCTG
GATTTA	CTGTAT
GGGCCT	TTATGT
AGGCAG	GTATTT
ATAATC	ATGTGT
TGGAAT	TTTCAC
GAACTT	TTTACA
GAACTC	GATGCA
CTTACC	GAAACT
TGCAGA	AAAGCT
TGCTTA	GAGAGT
ACTTGG	GTTGAA
TTACAT	AAACTA
CTGCAA	ATAAAA
GACCCT	TAGGCG
TTTTAC	AGGCAC
CAAATA	AGTGGC
AAGTCA	TCATGC
CAGGCA	CCATAA
CAAGTT	TCCCAG
CCAGGA	CAGTTT
TTAGGG	GGGAAG
AATTTC	CCGAGA

Auszug aus der letzten Sequenz des menschlichen Genoms, dessen entschlüsselter Code am 27. Juni 2000 in der »Frankfurter Allgemeinen Zeitung« auf sechs Seiten (=0,1 Prozent der kompletten Genom-Sequenzen) abgedruckt wurde. Vgl. auch die Grafik auf Seite 47.

Perspektiven der Genomforschung

Einleitung

Die Welt erlebt zur Zeit eine neue industrielle Revolution, in deren Mittelpunkt diesmal nicht die Gewinnung und Verarbeitung von Rohstoffen stehen, sondern die Gewinnung und Verarbeitung von Information. Dieser Prozess wird von weittragender Bedeutung für die Gesellschaft sein und künftig die gesamte wirtschaftliche Entwicklung auch in Deutschland maßgeblich prägen. Das Wirtschaftssystem wird zunehmend auf Wissen und Information aufgebaut sein, aus denen die vielfältigsten Technologien, Produkte und Dienstleistungen erwachsen.

Systeme zur Informationsverarbeitung und Verteilung, wie Computer und Internet, bilden nur einen Teil dieser Revolution; ein ebenso bedeutsames Potenzial liegt in der Entschlüsselung der genetischen Information. Innerhalb von etwa vier Milliarden Jahren haben sich in der Natur biologische Prozesse entwickelt, die in überaus komplexen Abläufen optimiert worden sind. Die Information darüber ist in den Erbanlagen von Menschen, Tieren, Pflanzen und Mikroorganismen verschlüsselt. Erstmals ist es möglich geworden, diesen Informationsgehalt zu entziffern und zu nutzen. Genomforschung wird damit zur Informationsforschung und zu einer Schlüsseltechnologie der Zukunft.

Bedeutung der Genomforschung für die Gesellschaft

Neue Erkenntnisse. Die Genomforschung wird die gesamte Biologie, Medizin und Teile der Natur- und Ingenieurwissenschaften durchdringen und interdisziplinär vernetzen. Im besonderen Maße wird die Medizin von den Fortschritten der Genomforschung profitieren, denn die Entschlüsselung des Genoms ist eine der Voraussetzungen dafür, Erkrankungen zu verstehen, ihre Ursachen zu erkennen und neue Formen der Prävention und Therapie zu entwickeln. […]

Die Genomforschung wird tief greifende Einblicke in die Funktion von Organen, in die Entstehung von Krankheiten und in Alterungsprozesse geben. Sie wird helfen, Krebs als eine genetisch bedingte Erkrankung zu verstehen und mögliche genetische Risikofaktoren für Herz-Kreislauf-Krankheiten aufzudecken. Die Lebenserwartung liegt derzeit bei etwa 77 Jahren, wobei die Obergrenze der Lebensspanne der Spezies *Homo sapiens* mit etwa 120 Jahren angesetzt wird. Zu den Fragen, inwieweit die individuelle Lebenserwartung durch das Genom mitbestimmt wird und wodurch die Lebensqualität auch im Alter erhalten werden kann, wird die Genomforschung einen wichtigen Beitrag leisten können.

Eine der überraschenden Erkenntnisse der Genomforschung in den letzten Jahren war, dass die genomische Information zwischen den verschiedenen Organismen sehr große Ähnlichkeiten aufweist […]. So ähneln sich z.B. die DNA-Sequenzen von Maus und Mensch zu fast 98% und selbst die Gene von Hefe und Mensch besitzen noch etwa 50% Ähnlichkeit. Hier zeigt sich die gemeinsame Abstammung aller Organismen. Diese Gemeinsamkeiten sind die Grundlage für die Übertragbarkeit von Erkenntnissen aus der Genomanalyse von Modellorganismen auf das menschliche Genom und damit eine wichtige Basis, um genetisch beeinflusste Erkrankungen des Menschen zu diagnostizieren und zu therapieren. Obgleich Hefe und Mensch eine evolutionäre Distanz von 700 Millionen Jahren trennt, finden sich in dem Einzeller Partnergene, z.B. das *ras*-Gen, dessen Defekt im Menschen zur Krebsentstehung beitragen kann. Unter den zahlreichen zum Menschen verwandten Genen des Fadenwurms befinden sich solche, die mit der Alzheimer Krankheit und dem programmierten Zelltod, der Apoptose, verknüpft sind. Schließlich wurden in der Taufliege Gene identifiziert, deren Produkte vor toxischen Sauerstoffmolekülen schützen und zur Verlängerung der Lebensspanne beitragen.

Neue Produkte und Verfahren.
Das Pharmaunternehmen der Zukunft baut seine Medikamente auf dem Wissen über biologische Prozesse auf. Dieses Wissen wird vor allem die Genomforschung liefern und damit Voraussetzungen schaffen, molekulare Ursachen von Krankheiten aufzuklären, schneller zu diagnostizieren und neuartige, zielgerichtete Therapiekonzepte zu entwickeln. Die eigentliche Aufgabe der Genomforschung, die Analyse der Genprodukte, deren biologische Funktionen und deren Zuordnung zu krankheitsrelevanten, organspezifischen und entwicklungstypischen Merkmalen, wird mit dem Vorliegen der Sequenzinformation von 100.000 menschlichen Genen im Jahr 2001 eine neue Dimension erhalten.

Von den etwa 3000 monogenen Erbkrankheiten, deren Ursache auf den Defekt eines einzigen Gens zurückzuführen ist, sind weniger als 10% molekulargenetisch charakterisiert. In den bekannten Fällen, z.B. der Bluterkrankheit, ist die Verknüpfung von Gen und Produkt, hier einem Blutgerinnungsfaktor, offensichtlich. Auch multifaktorielle Erkrankungen, deren Entstehung auf einem mehrstufigen Prozess und mehreren defekten Genen beruht, sollten durch das Vorliegen vollständiger Genomkarten für molekulare Untersuchungen zukünftig sehr viel besser zugänglich werden. Zu dieser Gruppe zählen nicht nur die Krebserkrankungen (25%), sondern fast alle Krankheitsgruppen, die an der Spitze der Todesursachenstatistik (siehe prozentuale Angaben) zu finden sind: Herz- und Kreislauferkrankungen (49%), Stoffwechselkrankheiten wie der Diabetes (2,7%), eine Reihe von Krankheiten des Zentralnervensystems und nicht zuletzt viele psychische Krankheiten.

Die bakterielle Produktion von Insulin gehört zu einem der Meilensteine der Gentechnologie und Genomforschung. 90% aller Diabeteskranken werden inzwischen mit dem rekombinanten Präparat behandelt, das weitaus verträglicher und sicherer ist als das zuvor verwendete tierische Produkt. Insulin nimmt damit auch unter wirtschaftlichen Gesichtspunkten eine Spitzenstellung ein. Ende 1997 waren 48 gentechnisch hergestellte Medikamente auf dem deutschen Markt mit einem Umsatzvolumen von 1,8 Mrd. DM. Das Wissen über genetische Information hat die Palette der Produkte enorm erweitert. So wäre das für Dialysepatienten so wichtige Erythropoietin ohne Gentechnik überhaupt nicht verfügbar. Als jüngstes Beispiel dieser Entwicklung ist die Gewinnung eines Protease-Inhibitors zur Bekämpfung des HIV-Virus zu nennen. Die Kenntnis vollständiger bakterieller Genome von Mikroorganismen, die Infektionskrankheiten wie Tuberkulose, Typhus und Magenkrebs auslösen, ist die Grundlage für die Entwicklung neuer Strategien für eine spezifische Bekämpfung dieser gefürchteten Krankheitserreger.

Neue Arbeitsplätze.
Die Genomforschung hat in den letzten Jahren Schlüsseltechnologien hervorgebracht, deren kommerzielle Nutzung überaus attraktiv ist. Die Zukunft ganzer Industriezweige und somit die Bereitstellung einer großen Zahl von Arbeitsplätzen in Deutschland hängt entscheidend von der Weiterentwicklung und der Umsetzung dieser Technologien ab. Das Innovationspotenzial der Gentechnologie schafft, wie die Entwicklung in den Vereinigten Staaten von Amerika geradezu vorbildlich zeigt, international wettbewerbsfähige Produkte und damit eine neue Kategorie von Arbeitsplätzen. […]

Deutsche Forschungsgemeinschaft

---

1. Recherchieren Sie im Internet auf folgenden Web-Seiten zu den Stichworten »Genomforschung« und »HUGO« (Humanes Genom-Projekt):

   www.kompetenznetze.de/navi/Innovationsfelder/genomforschung.html

   www.bmbf.de

   www.home.t-online.de/home/boa-kuenstlerkooperative/hgp_01.htm

   www.medizin.de/news/kw03/Na2502-01.htm

   www.dhgp.de

2. Bestimmen Sie anhand des vorliegenden Textes und der von Ihnen recherchierten Informationen den Begriff »Genomforschung«. Beschreiben Sie die Perspektiven dieses Forschungszweiges im Hinblick auf seine Anwendungsmöglichkeiten.

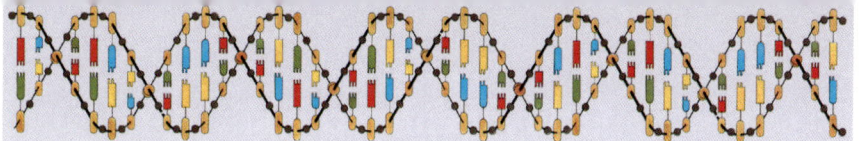

Keine Gentests bei Versicherungen

Zu Meldungen der Tagespresse, die privaten Lebens- und Krankenversicherungen würden verpflichtende Gentests zur Beitragsberechnung nicht mehr ausschließen, erklärt der Gesamtverband der Deutschen Versicherungswirtschaft: Die Position der Versicherungswirtschaft zum Umgang mit Gentests beim Abschluss von Versicherungsverträgen hat sich auch durch die Meldung über die angeblich in naher Zukunft bevorstehende Entschlüsselung des menschlichen Erbgutes durch amerikanische Forscher nicht geändert. Die deutschen Versicherer verlangen keine Gentests für den Abschluss eines Versicherungsvertrages und sehen auch keinen Anlass, dies in Zukunft zu tun. Sie werden weiterhin mit größtem Verantwortungsbewusstsein die Debatte über die Folgen der Gentechnik begleiten.

Quelle: Karlsruher Versicherungen vom 3. Mai 2000 (www.karlsruher.de/presse/artikel27.htm)

Versicherungen beharren auf Einsicht in Gentests

Berlin. (AP) – Die deutschen Versicherungen beharren auf einer Nutzung von Gentests und wenden sich gegen entsprechende Verbotspläne der Bundesregierung. Der Präsident des Gesamtverbandes der deutschen Versicherungswirtschaft (GDV), Bernd Michaels, sagte der »Berliner Zeitung« (25. Oktober 2000), das Recht auf Einsicht in die Ergebnisse von Gentests dürfe nicht eingeschränkt werden. Erst Mitte Oktober hatten die Datenschutzbeauftragten von Bund und Ländern vor den Gefahren von Genom-Analysen gewarnt und Verbote befürwortet.

Michaels erklärte jedoch, für Versicherungen sei es »essenziell«, im Rahmen der Risikoprüfung vor dem Abschluss von Lebens- oder Krankenversicherungen die Ergebnisse von Gentests zu berücksichtigen. Risikoprüfung sei keine Diskriminierung genetisch belasteter Menschen, sagte er. Zu den Grundlagen der privaten Versicherung gehöre es, dass der Schutz nur gegen ungewisse Risiken geboten werden könne. Wenn

ein Gentest auf eine Krankheit hinweise, müsse die Versicherung das vorher wissen. Auf obligatorische Gentests vor Vertragsabschlüssen wolle man aber »momentan« verzichten.

Die Datenschützer hatten dagegen ein Verbot von Erbgutanalysen im Arbeitsverhältnis und beim Abschluss von Versicherungen gefordert. Sie begründeten ihre Forderung mit dem Hinweis, solche Analysen gewährten Einblicke, die alles Bisherige überstiegen. »Zur informationellen Selbstbestimmung gehört auch das Recht auf Nichtwissen«, erklärten die Datenschützer.

Aus: FORUM – das Online-Magazin für Behinderte vom 26. Oktober 2000

Versicherungen verpflichten sich: Informationen über prädiktive Gentests nur bei hohen Versicherungssummen

In einer »Freiwilligen Selbstverpflichtungserklärung der Mitgliedsunternehmen des Gesamtverbandes der Deutschen Versicherungswirtschaft e.V. (GDV)« erklären diese sich »bereit, die Durchführung von prädiktiven Gentests nicht zur Voraussetzung eines Vertragsabschlusses zu machen«. Allerdings betrifft dies nicht alle Versicherungsanträge:

Präambel

[…] Die deutschen Versicherer sehen sich deshalb veranlasst, Sorgen in der Bevölkerung entgegenzutreten und Ängste abzubauen, dass genetisch getestete Menschen vom Versicherungsschutz ausgeschlossen sein könnten. Die Selbstverpflichtung dient diesem Ziel. Die Mitgliedsunternehmen des GDV, die diese Erklärung unterzeichnet haben, verpflichten sich, freiwillig folgende Regeln einzuhalten:

Erklärung

Die Versicherungsunternehmen erklären sich bereit, die Durchführung von prädiktiven Gentests nicht zur Voraussetzung eines Vertragsabschlusses zu machen.

Sie erklären weiter, für private Kran-

kenversicherungen und für alle Arten von Lebensversicherungen einschließlich Berufsunfähigkeits-, Erwerbsunfähigkeits-, Unfall- und Pflegerentenversicherungen bis zu einer Versicherungssumme von weniger 250.000 Euro bzw. einer Jahresrente von weniger als 30.000 Euro auch nicht von ihren Kunden zu verlangen, aus anderen Gründen freiwillig durchgeführte prädiktive Gentests dem Versicherungsunternehmen vor dem Vertragsabschluss vorzulegen […]

Die Versicherer erkennen an, das ein prädiktiver genetischer Test tief in die Lebensplanung des Einzelnen eingreift, insbesondere dann, wenn keine Heilungschancen bestehen. Andererseits haben die Versicherungsunternehmen die Gemeinschaft der Versicherten davor zu schützen, dass bei einseitigem Wissen ihrer Kunden um die Wahrscheinlichkeit eines Krankheitsausbruchs Missbräuche beim Erwerb eines privaten Versicherungsschutzes entstehen.

Die Gefahr des Missbrauches besteht besonders bei hohen Versicherungssummen oder hohen Renten. Deshalb müssen die Versicherungsunternehmen bei Verträgen, in denen der Versicherungsschutz die in dieser Erklärung genannten Grenzen übersteigt, den gleichen Wissensstand wie ihre Kunden über das Ergebnis vorhandener prädiktiver Gentests erhalten, damit dem übernommenen Risiko entsprechende gerechte Beiträge berechnet werden können. […]

Diese Erklärung gilt zunächst bis zum 31. Dezember 2010.

Quelle: www.gdv.de/presseservice/15807.htm

Versicherungen wollen sich Umgang mit Gentests für die Zukunft offen halten

»Es wäre unglaubwürdig, wenn wir Gentests für alle Zeit ausschließen würden«, sagte Dr. Achim Regenauer, Chief Medical Director der Münchner Rück und Vorsitzender der Arbeitsgruppe »Genetische Testmethoden« des GDV. Wenn Gentests für Volkskrankheiten entwickelt werden, müssten private Versicherungen diese berücksichtigen.

Aus: Ärzte-Zeitung vom 19. November 2004

Die embryonale Entwicklung des Menschen

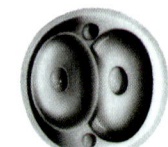

1. Zweizellstadium

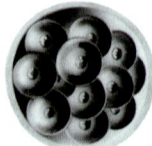

2. Morula

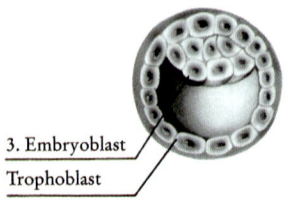

3. Embryoblast
Trophoblast

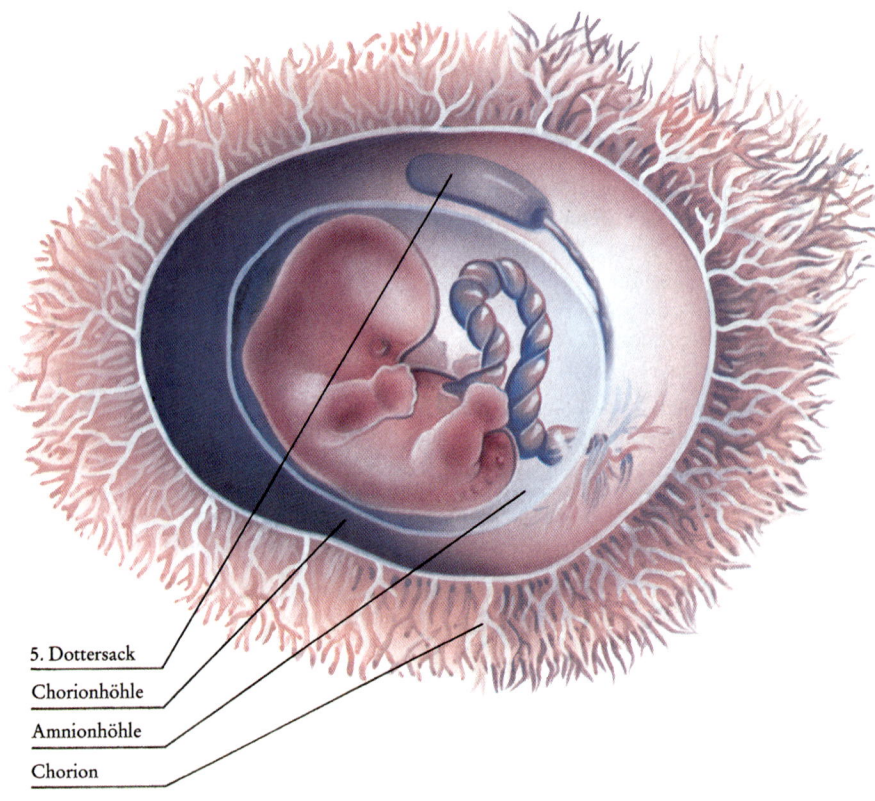

5. Dottersack

Chorionhöhle

Amnionhöhle

Chorion

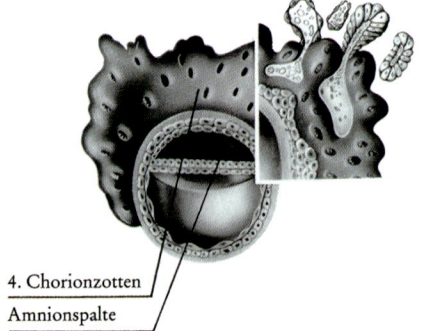

4. Chorionzotten
Amnionspalte

Die ersten Beziehungen zwischen der Mutter und dem Embryo entstehen, wenn er sich in der Gebärmutter eingenistet hat und mit dem mütterlichen Kreislauf verbunden ist.
Die befruchtete Eizelle, die so genannte Zygote (1) teilt sich zunächst in zwei Tochterzellen, die »Blastomere« genannt werden. Nach etwa drei Tagen ist aus mehreren Blastomeren die »Morula« (2). ein kugelförmiges Gebilde, entstanden. Am vierten Tag dringt Flüssigkeit in die Morula und drängt die Blastomere auseinander, sodass sich zwei Zellansammlungen bilden (3): innen der so genannte Embryoblast, aus dem später der Embryo wird, und außen eine dünne Zellschicht, der so genannte Trophoblast (tropho = Ernährung), der später zum »Chorion« bzw. der Plazenta wird. Das bläschenförmige Gebilde heißt jetzt Blastozyst. Der Embryoblast wird zur Keimscheibe. Über ihr bildet sich als Spalt die Amnionhöhle, die später als Fruchtblase um sie herumwächst (4). Der Blastozyst ist vom Chorion umhüllt. Mütterliches Blut aus der Uterusschleimhaut dringt in Hohlräume, so genannte Lakunen, dieser Zottenhülle ein (Ausschnitt 4). in einem späteren Stadium sieht man, wie innen die Fruchtblase und außen das Chorion den kleinen Embryo umhüllen (5). Der Dottersack dient der primären Blutbildung und enthält Darmschlingen. Später bildet er sich zurück.

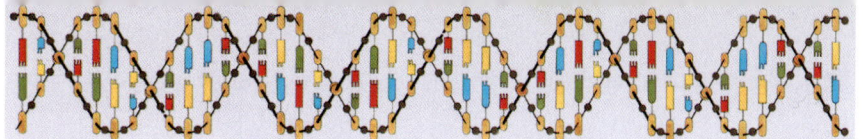

Die Entwicklung des Menschen von der Befruchtung bis zur Geburt

Die Differenzierung der Urkeimzellen zu weiblichen und männlichen Keimzellen (Oogenese bzw. Spermatogenese) wird als *Gametogenese* bezeichnet.

Die Entwicklung eines Menschen beginnt bei der Befruchtung einer weiblichen Keimzelle (Oozyte) durch eine männliche Keimzelle (Spermie).

Der neu entstandene Organismus wird Zygote genannt. Männliche und weibliche Keimzellen durchlaufen bei der Vorbereitung zur Befruchtung die Reifeteilungen und die zelluläre Differenzierung.

Ovulation: Die Oozyte wird aus dem Ovar ausgestoßen und durch die wischenden Bewegungen der Fimbrien in den Eileiter befördert. Die Befruchtung erfolgt 6 bis 12 Stunden nach der Ovulation in der Ampulle des Eileiters. Nach der Befruchtung beendet die Eizelle die zweite Reifeteilung und bildet den weiblichen Vorkern aus. Durch die Reaktion der Zona pellucida, der mittleren von drei Schichten der Eizelle, wird diese Zone für weitere Spermien undurchdringlich. Der männliche Vorkern entsteht nach Trennung von Kopf und Schwanz des Spermiums aus dem Kopf desselben. Beide Vorkerne duplizieren ihre DNS. Die verdoppelten Chromosomen ordnen sich auf einer gemeinsamen Teilungsspindel an, und aus der Fortsetzung der Mitose entsteht das Zwei-Zell-Stadium. Bei der Furchung durchläuft die Eizelle eine Serie von Zellteilungen, aus der die Blastomeren hervorgehen. Am dritten Tag nach der Befruchtung erreicht die Zygote im Stadium von 12 bis 16 Zellen als Morula (Maulbeere) die Gebärmutterhöhle. Sie verliert ihre Zona pellucida und bildet eine Blastozystenhöhle aus. Die Zellen der Blastozyste gliedern sich in eine äußere Zellmasse, aus der der Trophoblast hervorgeht, und in eine innere Zellmasse, aus der der eigentliche Embryo (Embryoblast) entsteht.

Die Zwei-blättrige Keimscheibe (2. Woche)

In der zweiten Woche dringt die Blastozyste in die Schleimhaut der Gebärmutter ein. Der Trophoblast bildet eine innere Schicht, den Zytotrophoblast, und eine äußere vielkernige Schicht, den Synzytiotrophoblast, in dem dann Lakunen auftreten, die von mütterlichem Blut gefüllt werden, sodass ein einfacher Uteroplazentarer Kreislauf entsteht. Die Zellen des Embryoblasten bilden eine Entoderm- und eine Ektodermschicht aus, es entsteht die zweiblättrige Keimscheibe. Im weiteren Entwicklungsverlauf entstehen Amnion, primärer Dottersack und Chorionhöhle. Am 13. Tag entsteht am verdickten Pol der Keimscheibe Mesoderm, das sich in der Trophoblasthöhle ausbreitet. Der primäre Dottersack platzt und wandelt sich nun in den sekundären (kleineren) Dottersack um. Nun entwickelt sich die vom Mesoderm ausgekleidete Chorion-Höhle, in der die Embryonalanlage mit Amnionhöhle und Dottersack am (mesodermalen) Haftstiel aufgehängt ist.

Die Drei-blättrige Keimscheibe (3. Woche)

In dieser Zeit bildet sich der Primitivstreifen und an seinem oberen Ende der Primitivknoten aus. Durch Einwanderung von Zellmaterial entlang des Primitiv-Streifens entsteht die intraembryonale Mesodermschicht, die sich nun zwischen Ektoderm und Entoderm ausbreitet.

Im weiteren Entwicklungsverlauf bildet sich Chordafortsatz mit Axialkanal, der die Amnionhöhle mit dem Dottersack verbindet.

Das Chorionmesoderm dringt in die Trabekel des Trophoblasten ein und wandelt sie in Chorionzotten um. Im extraembryonalen Mesoderm entstehen Gefäße, die die Chrionzotten über den Haftstiel mit der Embryonalanlage verbinden.

Die Embryonalperiode (4. bis 8. Woche)

In dieser Zeit entwickeln sich aus den drei Keimblättern, dem Ektoderm, dem Mesoderm und dem Entoderm die Organanlagen (Organogenese). Durch die Krümmung der Keimscheibe und durch ihre Abfaltung vom Dottersack entsteht die Grundform des Körpers. Aus dem Ektoderm, dem äußeren Keimblatt, entstehen die Organe, die den Kontakt zur Außenwelt herstellen und aufrechterhalten: Zentrales Nervensystem, peripheres Nervensystem, sensorische Anteile des Ohres, der Nase und des Auges, die Epidermis mit Haaranlage, die Hypophyse, Milchdrüsen, Schweißdrüsen und Zahnschmelz. Das Mesoderm schiebt sich zwischen Ektoderm und Entoderm. Die segmentale Gliederung des Körpers ist auf die Ausbildung der Somiten im Mesoderm Zurückzuführen. Aus den Myotomen der Somiten entstehen die quer gestreifte Muskulatur, aus den Sklerotomen die Knochen und Knorpel des Achsenskeletts und aus den Dermatomen das subkutane Bindegewebe. Das Mesoderm kleidet die Leibeshöhle aus, zudem steuert es bindegewebige Anteile zu anderen Organen bei, weiter gehen aus ihm der Stütz-und Bewegungsapparat, das Blut-und Lymphgefäßsystem sowie das Urogenitalsystem hervor.

Aus dem Entoderm, dem inneren Keimblatt, entstehen die epithelialen Auskleidungen des Gastrointestinal und Respirationstrakts, der Harnblase sowie Tonillen, Schiddrüse, Leber, Thymus und Pankreas.

Die Keimblattlehre gilt nicht für den Kopfbereich, hier stammt ein großer Teil des Bindegewebes aus der Neuralleiste, aus den Plakoden und aus der Prächordalplatte.

Die Fetalperiode (3. Monat bis zur Geburt)

In dieser Periode steht die Ausreifung der Organsysteme und das Größenwachstum im Vordergrund der Entwicklung. Zunächst überwiegt das Längenwachstum, in den letzten beiden Monaten der Schwangerschaft die Gewichtszunahme mit etwa 700 g pro Monat.

Im 5. Monat werden die Kindsbewegungen durch die Mutter wahrgenommen, außerdem besitzt der Fetus jetzt eine Lanugobehaarung.

Die Dauer der Schwangerschaft beträgt etwa 280 Tage oder 40 Wochen nach dem ersten Tag der letzten Menstruation, oder genauer 266 Tage oder 38 Wochen nach der Ovulation.

Im Geist der Liebe mit dem Leben umgehen (Teil II)

[…]

Durch die künstliche Befruchtung in Form der In-vitro-Fertilisation haben sich völlig neue Aspekte im Blick auf den Beginn des menschlichen Lebens ergeben. Menschen, die früher auf leibliche Nachkommen verzichten mussten, kann nun mittels dieser Technik in vielen Fällen zu eigenen Kindern verholfen werden. Die dazu nötigen medizinischen Eingriffe in den Organismus der Frau sind zwar aufwändig und für die Frau in vielen Fällen sehr belastend, aber trotzdem ist dies eine gerne in Anspruch genommene Möglichkeit, den Wunsch nach eigenen leiblichen Kindern zu erfüllen. Damit wird der Beginn menschlichen Lebens aber nicht nur vom personalen Zeugungs- und Empfängnisgeschehen getrennt, sondern insgesamt aus seinem natürlichen Zusammenhang (*in utero*) herausgelöst. Er wird dadurch beobachtbar, beeinflussbar und manipulierbar. Es erfordert nun eine eigene Entscheidung und einen eigenen technischen Vorgang, die befruchtete Eizelle in den Uterus einzupflanzen. Damit entsteht zumindest die Frage, was mit Embryonen geschehen darf oder zu geschehen hat, die aus irgendwelchen Gründen nicht implantiert werden können oder sollen. […] So wird beispielsweise die sich ausweitende prädikative genetische Diagnostik, die individuelle Risikoangaben für unterschiedliche Krankheitsanlagen machen kann, Fragen nach der Definition von Krankheit und Gesundheit neu stellen. […] Demgegenüber ist für den christlichen Glauben die Unterscheidung zwischen dem irdischen Wohl und dem ewigen Heil wesentlich. Ohne eine solche Unterscheidung kann die Annahme und Verarbeitung der Endlichkeit des Daseins nicht gelingen, weil Krankheit, Behinderung, Sterben und Tod dann den Charakter der radikalen Bedrohung und des totalen Sinnverlustes annehmen. Indem die christliche Kirche so unterscheidet, schätzt sie das irdische Wohlergehen nicht gering. […]

Dass es sich bei menschlichem Leben um ein höchstrangiges Rechtsgut handelt, ist allgemein anerkannt. Es ist durch Art. 2 Abs. 2 GG ausdrücklich unter den Schutz des Staates gestellt. Zwar erlaubt das Grundgesetz unter engsten Voraussetzungen auch gesetzliche Regelungen, die zur Gefährdung menschlichen Lebens führen können; doch ist anerkannt, dass dies nur dann geschehen darf, wenn anders Gefahren für anderes Leben nicht abgewendet werden können, wie etwa bei der Notwehr oder der Nothilfe. Solange die Forschung an menschlichen Embryonen nur die Chance auf verbesserte Heilmethoden eröffnet, aber offen bleibt, ob die hiermit verbundenen Hoffnungen gerechtfertigt sind, ob andere ethisch und rechtlich unproblematische Methoden nicht den gleichen Erfolg zu erreichen geeignet sind und wann die Anwendung neuer Heilmethoden möglich ist, ist die Vernichtung eines menschlichen Embryos auch zu hochrangigen Forschungszwecken nicht gerechtfertigt.

Freilich ist umstritten und auch durch die Rechtsprechung des Bundesverfassungsgerichts noch nicht abschließend geklärt, ob der menschliche Embryo schon vom Zeitpunkt der Befruchtung an unter den Schutz des Art. 2 Abs. 2 GG fällt. Das Bundesverfassungsgericht hat in seinen beiden Entscheidungen zum Schwangerschaftsabbruch (1975 und 1993) […] entschieden, dass dem *nasciturus* »jedenfalls vom Zeitpunkt der Nidation« an der Schutz sowohl des Art. 2 Abs. 2 als auch des Art. 1 GG zukomme. Ob die Zeit von der Befruchtung bis zur Nidation unter dem gleichen Schutz steht, konnte in diesen Entscheidungen offen bleiben, die sich mit der Verfassungsmäßigkeit der gesetzlichen Regelungen des Schwangerschaftsabbruchs befassten. Doch gilt die Feststellung, es handele sich bei dem noch ungeborenen Leben »um individuelles, in seiner genetischen Identität und damit in seiner Einmaligkeit und Unverwechselbarkeit bereits festgelegtes, nicht mehr teilbares Leben, das im Prozess des Wachsens und Sich-Entfaltens sich nicht erst zum Menschen, sondern als Mensch entwickelt« (so in der Entscheidung von 1993) […], von der Logik dieser Argumentation her bereits für den Embryo von der Befruchtung an. […] Die Frage, ob und unter welchen Voraussetzungen dem Embryo ein grundrechtlicher Schutzanspruch gegen eine verbrauchende Forschung zusteht, hat, wie dargestellt, auch das Bundesverfassungsgericht bisher ausdrücklich offen gelassen. […] Bei alledem ist mit zu bedenken, dass aus evangelischer Sicht zur ethischen Verantwortung die Sensibilität für die Individualität des Menschen und seine je besondere Situation gehört. Deshalb steht die evangelische Ethik in einem kritischen Verhältnis zu einer Prinzipienethik, die den einzelnen Menschen ausschließlich nach allgemeinen Regeln behandelt wissen will. Das schließt nicht aus, sondern sehr wohl ein, dass Normen und Regeln auch in der evangelischen Ethik eine wichtige Rolle spielen. Sie tun dies, insoweit sich das, was sie formulieren, im Sinne der Liebe als der christlichen Leitorientierung verstehen lässt. Doch weil Liebe auch an der Bedürftigkeit der Person in ihrer spezifischen Individualität orientiert ist, können solche Normen und Regeln unter dem Vorbehalt stehen, dass es Einzelfälle gibt, die nicht unter sie zu fassen sind und die möglicherweise überhaupt nicht nach Regeln behandelt werden können. […] Das christliche Verständnis der Person unterscheidet sich dabei von einem anderen Verständnis, das in der heutigen medizinethischen Diskussion nicht selten vertreten wird. Diesem zufolge ist das Personsein in bestimmten Eigenschaften wie Bewusstsein oder dem Haben von Interessen begründet [siehe in diesem Heft oben S. 14]. Wesen, die über diese Eigenschaften nicht verfügen, sollen hiernach keine Personen sein. Das betrifft auch Menschen ohne Bewusstsein. Nach christlichem Verständnis gründet demgegenüber das Personsein nicht in Eigenschaften und Fähigkeiten, sondern in einem Anerkennungsverhältnis. Der Mensch verdankt sein Sein als Person der vorbehaltlosen Anerkennung durch Gott, die zur wechselseitigen Anerkennung der Menschen untereinander verpflichtet. Insbesondere evangelische Theologen betonen den relationalen Charakter der Person: Person ist jemand nur in Beziehung – grundlegend zu Gott, in Folge dessen auch zu seinen Mitmenschen und zu sich selbst. Daher ist eine Frage wie die, ob es sich bei vorge-

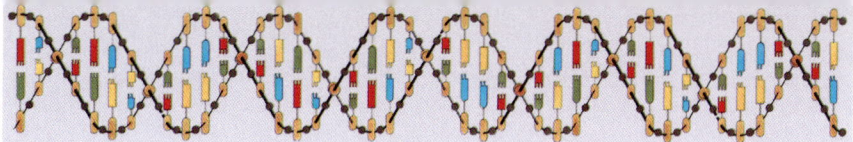

burtlichem Leben um personales Leben handelt, recht begriffen eine Frage nach den Beziehungen, in die dieses Leben gestellt ist, und auch nach der Beziehung, in der wir selbst zu diesem Leben stehen. Die Vorstellung, dessen personaler Charakter ließe sich aufgrund biologischer Gegebenheiten an ihm selbst aufweisen, führt daher in die Irre.

Worin ist dann aber die Bezogenheit begründet, der personales Sein sich verdankt? Was verpflichtet dazu, in jedem Menschen eine Person zu sehen und anzuerkennen, und zwar auch in demjenigen, der sich von sich her nicht als solche zu erkennen zu geben vermag? In christlicher Sicht verdankt sich personales Sein der schöpferischen Kraft der Liebe Gottes, die sich den Menschen zum personalen Gegenüber erschafft, und zwar in jedem neuen Werden eines Menschen. Diese schöpferische Liebe Gottes liegt allen geschöpflichen Beziehungen voraus und zugrunde. Sie findet ihre Antwort und Entsprechung in dem Geist der Liebe, in dem Menschen sich aufeinander als Personen beziehen und einander als solche achten. In dieser zwischenmenschlichen Achtung findet einerseits die Würde des anderen Menschen Anerkennung, dem diese Achtung zuteil wird. Andererseits gehört es aber auch zu meiner eigenen Würde als Mensch, den anderen als Person anzuerkennen und zu achten. […]

Aus christlicher Sicht kann die schöpferische Liebe Gottes, der alle Menschen sich verdanken, nicht beschränkt werden auf bestimmte Entwicklungsformen und Reifungsgrade des menschlichen Lebens noch kann die Tatsache ignoriert werden, dass werdende Eltern (aber auch andere Angehörige wie Geschwister und Großeltern) oft schon vom ersten Anfang an eine intensive personale Beziehung zu dem sich entwickelnden Kind aufnehmen, was schon lange vor den ersten spürbaren Kindesbewegungen im Mutterleib z.B. durch Ultraschall-Aufnahmen auch sinnlich wahrnehmbare Formen annimmt (Dies kommt in zahlreichen biblischen Texten zum Ausdruck, z.B. Hi 31, 15; Ps 139, 13–1 Jes 44, 24; Jer 1, 5; Lk 2, 21, aber auch in der von Paul Gerhardt stammenden Liedstrophe:

Da ich noch nicht geboren war,
da bist du mir geboren
und hast mich dir zu eigen gar,
eh ich dich kannt, erkoren.
Eh ich durch deine Hand gemacht,
da hast du schon bei dir bedacht,
wie du mein wolltest werden.
(Evangelisches Gesangbuch 37, 2).

[…] Die entscheidende Frage ist, ob im Blick auf den menschlichen Embryo in jedem Fall unterstellt werden kann bzw. unterstellt werden muss, dass er Mensch ist. Aus der hier dargelegten Perspektive des christlichen Glaubens ist es am angemessensten, im Blick auf den Embryo von einem sich (zur Geburt hin) entwickelnden Menschen bzw., für den Fall der Mehrlingsbildung, von sich entwickelnden Menschen zu sprechen. Diese Formulierung vermeidet eine Festlegung bezüglich des Zeitpunkts, von dem an von der individuellen Existenz eines Menschen auszugehen ist, und bezieht gleichwohl das gesamte embryonale Stadium in den Schutzbereich ein.

Von diesem gemeinsamen Ausgangspunkt her lassen sich unterschiedliche Schlussfolgerungen ziehen. Die Differenzen lassen sich auf dem Hintergrund der veränderten Wahrnehmung vorgeburtlichen Lebens begreiflich machen, welche mit den heutigen Reproduktionstechniken eingetreten ist. Bevor es diese Techniken gab, trat die Existenz eines neuen, sich entwickelnden Menschen mit der Schwangerschaft ins Blickfeld, d.h. in einer Phase, in der die Bedingungen für eine Entwicklung bis zur Geburt in der Regel gegeben waren. Der Status des Embryos war hier gleichsam durch den natürlichen Prozess vorgegeben. Das verändert sich mit der Anwendung der Reproduktionstechniken. Mit diesen rücken die Bedingungen dafür, ob ein Embryo sich zu einem vollentwickelten Menschen ausbilden kann, in den Entscheidungsbereich von Menschen, die die dafür erforderlichen Voraussetzungen schaffen oder vorenthalten können.

In dieser Situation […] stehen sich zwei Auffassungen gegenüber. Die eine hält entschieden daran fest, dass der menschliche Embryo menschlicher Verfügung entzogen und allem

Leonardo da Vinci, Anatomische Studien zur Fötusentwicklung (1510)

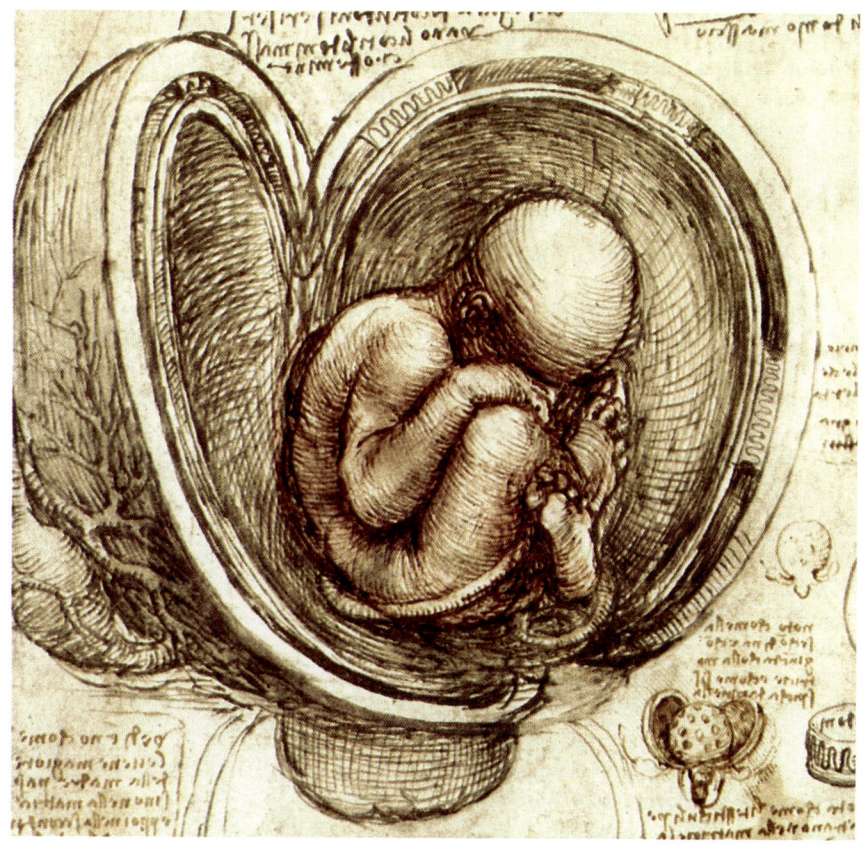

Entscheiden und Handeln verbindlich vorgegeben ist. Ihr zufolge handelt es sich bei jedem Embryo um einen sich entwickelnden Menschen, unabhängig von dessen tatsächlichen Entwicklungsmöglichkeiten. Vom Zeitpunkt der Verschmelzung von Ei- und Samenzelle an ist demnach von der Entwicklung eines Menschen auszugehen. Diesem kommt, wie einem jeden Menschen, als einem Geschöpf der Liebe Gottes Gottebenbildlichkeit und Menschenwürde zu. Das entscheidende Argument für diese Auffassung ist, dass es in der Entwicklung von der Keimzellenverschmelzung bis zum Ende der irdischen Existenz eines Menschen keine andere Zäsur gibt, die sich mit guten Gründen als Beginn des Menschseins verstehen ließe. […] Die andere Auffassung betont demgegenüber die konstitutive Bedeutung der Entwicklungsmöglichkeiten. Nach dieser Auffassung kann von einem sich entwickelnden Menschen nur gesprochen werden, wenn die äußeren Umstände für eine Entwicklung gegeben sind. Das vorgeburtliche Menschsein ist hiernach nicht bereits mit der Existenz des Embryos gegeben, sondern es stellt einen Entwicklungsprozess dar, für den die Interaktion des Embryos mit einer entsprechenden Umgebung konstitutiv ist, die dafür vorhanden sein muss. Nach dieser Auffassung verbinden wir gleichsam vom vorweggenommenen Ende dieses Prozesses her mit dem Embryo die an diesem selbst nicht aufweisbare Person, die im Verlauf der Schwangerschaft und dann definitiv mit der Geburt in Erscheinung treten wird. […]

Aus christlicher Sicht kann es keinen Zweifel daran geben, dass das behinderte menschliche Leben denselben Anspruch auf Leben, Fürsorge und Zuwendung hat wie das nicht-behinderte. Deshalb darf die Geburt eines behinderten Kindes auch niemals ein (den Eltern) vorwerfbarer Sachverhalt sein oder werden. Auch diejenigen, die aus christlicher Sicht für die Einführung der PND (Pränataldiagnostik) plädieren, stimmen dem Gedanken zu, dass die Gottebenbildlichkeit und die personale Bezogenheit auf Gott einem jeden Menschen zukommen, unabhängig von seinen Eigenschaften und Fähigkeiten. Dies gilt uneingeschränkt auch im Hinblick auf behinderte Menschen. […]

Voraussetzung für die PID (Präimplantationsdiagnostik) ist die Durchführung einer künstlichen Befruchtung. Mit der Technik der PID werden in vitro befruchtete Eizellen nach den ersten Zellteilungen und vor dem Einsetzen in die Gebärmutter auf bestimmte genetische Erkrankungen untersucht. Liegt eine entsprechende Veränderung vor, werden betroffene Embryonen nicht übertragen, sondern nur diejenigen, bei denen die gesuchte Veränderung nicht gefunden wurde […] Für eine PID scheint auch zu sprechen, dass auf diese Weise möglicherweise ein Schwangerschaftskonflikt mit nachfolgendem Schwangerschaftsabbruch vermieden werden kann. Gleichwohl erheben sich gegen die PID jedenfalls in der gegenwärtigen Situation schwer wiegende ethische Bedenken. Sie beziehen sich aber auch auf die Frage der Vergleichbarkeit einer Verwerfung des in vitro erzeugten Embryos aufgrund einer PID und eines Schwangerschaftsabbruchs. …

Aus: Im Geist der Liebe mit dem Leben umgehen. Argumentationshilfe für aktuelle medizin- und bioethische Fragen, herausgegeben vom Kirchenamt der Evangelischen Kirche in Deutschland, EKD-Texte 71, 2002

1. Was sagt der Text über den Beginn menschlichen Lebens aus?
2. Zwischen welchen beiden Formen ethischer Urteilsfindung unterscheidet der Text.
3. Versuchen Sie auf der Grundlage des Textes zu bestimmen, wo die Grenzen wissenschaftlicher Forschung zu ziehen sind und wie der Schutz menschlichen Lebens konkret aussehen könnte.
4. Vgl. Sie den von der Evangelischen Kirche in Deutschland (EKD) herausgegebenen Text mit den Texten von Jürgen Moltmann (S. 18) und Oswald Bayer (S. 23); arbeiten Sie Gemeinsamkeiten heraus.
5. Vergleichen Sie die Bestimmung des Person-Seins in dem EKD-Text mit derjenigen Peter Singers (vgl. die Textauszüge S. 14) und arbeiten Sie Unterschiede heraus.

Emnid-Umfrage

1. Von welchem Zeitpunkt an sollte ein Embryo als menschliches Wesen geschützt werden?
   a) vom Moment der Befruchtung an
   b) von der Einnistung in die Gebärmutter an (6. Tag)
   c) nach dem dritten Schwangerschaftsmonat
   d) von der Geburt an
   e)

2. Bei der Präimplantationsdiagnostik (PID) werden im Reagenzglas gezeugte Embryonen auf Gendefekte getestet. Nur die gesunden Embryonen werden der Mutter eingepflanzt, die kranken werden vernichtet. Befürworten Sie diese Technik?
   1 ja 1 nein

3. Soll die Forschung an menschlichen Embryonen zu medizinischen Zwecken erlaubt werden?
   1 ja 1 nein

4. Würden Sie Ihr Kind im Embryonalstadium genetisch verbessern, wenn es die Möglichkeit dazu gäbe?
   1 ja 1 nein

Ergebnisse (in %):
1a: Gesamt: 32, Frauen: 38, Männer: 25;
1b: G 21, F 23, M 18;
1c: G 36, F 31, M 42;
1d: G 5, F 3, M 7; weiß nicht/keine Angabe: G 6, F 4, M 8
2: ja: G 48, F 46, M 50; nein: G 47, F 49, M 43, wn/kA: G 5, F 5, M 6;
3: ja: G 33, F 28, M 38, nein: G 63, F 67, M 58, wn/kA: G 4, F 5, M 3;
4: ja: G 22, F 17, M 28; nein: G 72, F 78, M 65, wn/kA: G 6, F 5, M 7

Emnid-Umfrage nach: Spiegel 20/2001.

1. Setzen Sie die Umfrage-Ergebnisse in eine Excel-Tabelle um.
2. Entwerfen Sie eine eigene Umfrage zum Thema und führen Sie diese an Ihrer Schule durch.

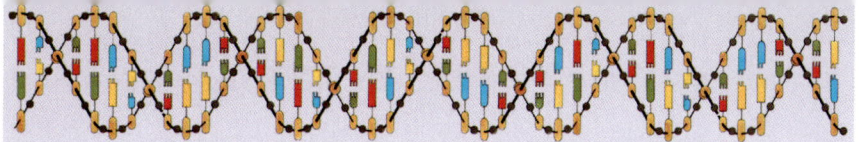

Reiner Marquard

Ethik, Ethos und Moral
Begriffsklärungen aus christlicher Perspektive

Reiner Marquard ist Professor für Evangelische Theologie an der Evangelischen Fachhochschule Freiburg mit den Schwerpunkten Anthropologie/ Sozialethik und Liturgik/Homiletik. Er ist Leiter des Fortbildungszentrums der badischen Landeskirche in Freiburg.

1. Was bedeutet ›Ethik‹?

Ethik ist abgeleitet von dem griechischen Wort *ethos* und bezeichnet die überlegte *Orientierung* individueller und kollektiver Subjekte im Hinblick auf ihr Handeln. Ethik wird deshalb auch verstanden als die *Lehre* vom verantwortlichen Handeln. In enger Beziehung zum Begriff »Ethik« stehen die beiden Begriffe »Ethos« und »Moral«.

Ethos bezeichnet eine komplexe Einheit von tradierten Denkweisen, Überzeugungen und Einstellungen, die bei Individuen, Gruppen, Völkern, Epochen oder Kulturen in Geltung standen oder stehen. In seiner ursprünglichen Bedeutung kennzeichnete Ethos den Weideplatz für die Tiere; übertragen auf den Menschen wurde das Wort *ethos* zur Bestimmung seines Wohnsitzes, seiner Gewohnheit, seiner Sitte sowie seines Charakters verwendet.

Moral stammt vom lateinischen Wort *mos* (= Ordnung, Regel, Gewohnheit, Brauch). Moral wird umgangssprachlich mit Ethik gleichgesetzt. Moral ist die Summe der geltenden Normen, Wertstandards und Verhaltensweisen, die sich in einer Gesellschaft herausgebildet haben. Moral ist das, was man üblicherweise tut (Sitte und Konvention).

Der griechische Philosoph Aristoteles (384-322 v.Chr.) hat als erster von »ethischer Theorie« gesprochen. Er versteht unter »ethisch« die Beschäftigung mit dem Problem der Legitimation von Sitte und Institutionen der Polis (griech. »Stadtgemeinschaft«). Indem Ethik bei Aristoteles nach dem verfassten Leben der Polis fragt, entzieht sie

die Regeln des (Zusammen-)Lebens der ausschließlichen Legitimation durch das Überkommene. »Ethik bedenkt das für den Menschen im Leben und Handeln tätig erreichbare und verfügbare höchste Gut.«[1] Dieses höchste Gut ist nach Aristoteles das Glück. Der Weg zur Erreichung des Glücks ist die Tugend. Ethik ist somit Tugendlehre. Und weil Tugend ein praktisches Verhalten ist, wird Ethik zur praktischen Philosophie. Sie bedenkt, wie der Mensch seiner Aufgabe entsprechen kann, ein gutes Leben zu führen. Als kritische Prüfung menschlichen Verhaltens und seiner ihm zugrunde liegenden Regeln und Normen ist Ethik immer auch Moralkritik. Ihr Ziel ist es, die handelnden Subjekte (Individuen oder Institutionen) zu Autonomie, Freiheit und Verantwortlichkeit anzuregen und ethisch zu befähigen. Im Kanon der wissenschaftlichen Disziplinen begreift sich Ethik als eine auf Wert- und Sachurteilen basierende Orientierungsleistung in individual-, personal-, sozial- und umweltethischer Perspektive.

2. Worin unterscheiden sich Individual-, Personal- und Sozialethik?

In der Ethik-Diskussion differenziert man zwischen Individualethik, Personalethik und Sozialethik. Was unterscheidet diese »Ethiken«? Wie sind sie einander zugeordnet?

Die Unterscheidung ist eine Folge der neuzeitlichen bürgerlichen Trennung von privater und öffentlicher Sphäre. Im 16. Jahrhundert lag das Schwergewicht auf der Individualethik (Ethik als Tugendlehre, Auslegung der Zehn Gebote und Darstellung guter Werke). Individualethik orientiert sich an der Subjektivität und der Autonomie der sittlich handelnden Personen (Tugenden und Pflichten). Sozialethik orientiert sich an der gesellschaftlichen Bedingtheit und der Verpflichtung sittlichen Handelns. Zu beachten ist: Bei dieser Begriffsbestimmung geht es um Unterscheidung und Zuordnung, nicht um Trennung oder Entgegensetzung.

Individualethik

Der individualethische Ansatz betrifft das sittliche Verhältnis des handelnden Subjektes zu sich selbst (Frage der individuellen Lebensführung). »Es geht ... darum, die Handlungen, Handlungsmotive, Einstellungen und Haltungen individueller Personen moralisch zu beurteilen bzw. zu normieren.«[2] Wie setze ich persönlich ein bestimmtes Handlungsmotiv in die Tat um? Wie eigne ich mir eine diesem Motiv und meiner Handlungsweise entsprechende (ethische) Einstellung an? Vergessen werden darf bei dieser Fragestellung allerdings nicht, dass auch die individuelle Praxis wesentlich Interaktionsbewandtnis besitzt und stets in sozialen Kontexten erfolgt.

Personalethik

Eine Zwischenposition nimmt die personalethische Perspektive ein. Personalethik betrifft das Ich-Du-Verhältnis. Individual- und Personalethik überschneiden sich, weil das individuelle Personsein nicht von dessen Du-Bezogenheit gelöst betrachtet und bestimmt werden kann und die Interaktion immer zwischen (zwei oder mehr) Individuen stattfindet.

Sozialethik

Der sozialethische Aspekt besteht darin, »dass der Einzelne innerhalb der Gesellschaft und einem politischen Gemeinwesen lebt und für seine individuelle Lebensführung die bestehenden überindividuellen Versorgungs- und Schutzsysteme in Anspruch nimmt«[3] Bezugspunkt der sozialethischen Dimension kollektiven Handelns ist die Gruppe von Menschen bzw. die Institution.

Sozialethik ist Ethik, deren Thema das Soziale ist (also die institutionellen Gebilde, zu denen sich Interaktionen verdichten und verfestigen). Soziale-

[1] Martin Honecker: Einführung in die Theologische Ethik, Berlin/New York 1990, S. 4.
[2] Arno Anzenbacher: Christliche Sozialethik. Einführung und Prinzipien, Paderborn u.a. 1997, S. 15.
[3] Ebd.

thik fragt: Sind diese Gebilde gerecht und sind sie lebensdienlich? Sozialethik beurteilt auf Grund von Kriterien (Vergewisserungen) soziale Verhältnisse, Strukturen, Regelsysteme, Ordnungen etc. hinsichtlich ihrer Gerechtigkeit. »Im Unterschied zur Individualethik ergibt sich aus dem Begriff der sozialen Verdichtung bzw. Verfestigung, dass deren Zustand nicht ohne weiteres auf die persönliche Verantwortung bestimmter Individuen bezogen werden kann, seine Genese ebenso wenig wie seine Veränderung.«[4]

Zum Verhältnis von Individual- und Sozialethik

Reduktionistische Missverständnisse engen komplexe ethische Probleme auf die jeweils unangemessene ethische Perspektive ein: »Wären die Einzelpersonen im individualethischen Sinn moralisch gut, so wäre auch die Gesellschaft quasi automatisch gut und gerecht.« Oder: »Soziale Gerechtigkeitsdefizite gründen in individuell zurechenbarer Schuld.« Die Bedeutung struktureller und systemischer Eigenständigkeiten des Sozialen wird konsequent ausgeklammert (vgl. z.B. den Neo-Liberalismus, der die Bedeutung des Sozialen atomisiert und in individuelle Freiheitsräume auflöst).

Die Reduktion der Individualethik auf Sozialethik wäre demzufolge: Persönliche Verantwortung ist lediglich ein Reflex des Sozialen. Personen wären dann nicht mehr als sich selbst bestimmende moralische Subjekte zu betrachten, sondern nur mehr als Funktionen sozialer Gegebenheiten und Zustände. Der von Karl Marx entwickelte so genannte Historische Materialismus, der Moral als Überbau der sozioökonomischen Verhältnisse verstanden hat, wäre demzufolge eine Reduktion individueller Verantwortung auf ihre sozialen Bezüge.

Als Voraussetzung einer kreativen Unterscheidung und In-Beziehung-Setzung von Individualethik und Sozialethik muss gelten können: Die Menschen sind in der Lage, Leben verantwortlich zu führen; andererseits stimmen sie darin überein, dass ihre Lebensführung immer schon sozial konditioniert ist.

3. Was sind die besonderen Merkmale christlicher Ethik?

Die *christliche Ethik* bringt diesbezüglich eine theologische Welt- und Menschensicht ein. Normen theologischer Ethik müssen sich – die Folgen möglicher Handlungen abwägend

– verantworten vor dem Zeugnis der Heiligen Schrift (z.B. Dekalog, Bergpredigt, Rechtfertigungslehre des Paulus). Es gehört zur Aufgabe der theologischen Ethik, praktikable Normen vorzuhalten, die nicht als moralische Verbote, sondern als Anweisungen zum gelingenden Leben verstanden und nachvollzogen werden können. Theologischer Ethik geht es stets um Beförderung des Lebens und um Schutz vor dessen Beschädigung.

Eine in diesem Sinne verstandene und theologisch reflektierte Verantwortungs-Ethik darf weder auf beliebige und jeweils wechselnde Wertvorstellungen setzen (das macht sie unzuverlässig und nicht kommunizierbar) noch darf sie sich starren Normen und Regelwerken unterwerfen (das macht sie unbeweglich für wechselnde Herausforderungen), sondern sie setzt auf Gewissensbindung und Mit-Sein, d.h. sie muss in erster Linie beziehungsorientiert sein.

[4] Ebd., S. 15ff.

Was ist der Nationale Ethikrat?

Auf Beschluss der Bundesregierung vom 2. Mai 2001 hat sich der Nationale Ethikrat am 8. Juni 2001 als nationales Forum des Dialogs über ethische Fragen in den Lebenswissenschaften konstituiert. Er soll den interdisziplinären Diskurs von Naturwissenschaften, Medizin, Theologie und Philosophie, Sozial- und Rechtswissenschaften bündeln und Stellung nehmen zu ethischen Fragen neuer Entwicklungen auf dem Gebiet der Lebenswissenschaften sowie zu deren Folgen für Individuum und Gesellschaft. Dem Nationalen Ethikrat gehören bis zu 25 Mitglieder an, die naturwissenschaftliche, medizinische, theologische, philosophische, soziale, rechtliche, ökologische und ökonomische Belange repräsentieren und vom Bundeskanzler auf vier Jahre berufen werden. Die Mitglieder treten in der Regel monatlich in Berlin zu Sitzungen zusammen.

Der Nationale Ethikrat ist unabhängig und nur an den in seinem Einrichtungserlass begründeten Auftrag gebunden. Seine Aufgaben und seine Arbeitsweise bestimmt er selbst.

Stellungnahmen, Empfehlungen oder Berichte, die der Ethikrat zu verschiedenen Themenkomplexen erarbeitet, werden veröffentlicht. Der Arbeit in und mit der Öffentlichkeit messen die Mitglieder des Rates besondere Bedeutung bei.

Der Nationale Ethikrat wird mit weiteren Ethikgremien in Deutschland sowie mit vergleichbaren Einrichtungen anderer Staaten und internationaler Organisationen zusammenarbeiten.

Die Geschäftsstelle des Nationalen Ethikrates hat ihren Sitz an der Ber-

lin-Brandenburgischen Akademie der Wissenschaften. Die Kosten des Nationalen Ethikrates und seiner Geschäftsstelle trägt der Bund.

Quelle: www.ethikrat.org/ueber_uns/auftrag.html

Risikoperson

Die Entschlüsselung des menschlichen Erbguts ist schon lange nicht mehr nur eine Herausforderung der Biowissenschaften. Die folgenreichen praktischen Anwendungsmöglichkeiten in der Medizin haben die Genetik wie kaum ein anderes Thema zum Gegenstand interdisziplinärer Diskussionen gemacht. Wo von Gen*technik* gesprochen wird, ist sogleich auch von Gen*ethik* die Rede, und umgekehrt.

Der Film »Risikoperson« wirft einige Fragen zu diesem Thema auf. Erzählt wird die Geschichte der 18-jährigen Irene, die erfährt, dass ihre Familie möglicherweise mit einer schweren, unheilbaren Erbkrankheit, der »Chorea Huntington«, im Volksmund »Veitstanz« genannt, belastet ist. Das Krankheitsbild der oft erst im dritten oder vierten Lebensjahrzehnt auftretenden Krankheit wirkt auf Irene erschreckend: Es treten zunächst neurologische Störungen in Form von unkontrollierten Bewegungen auf. Ursache sind Funktionsausfälle und ein fortschreitender Zelluntergang im Gehirn. Die Krankheit mündet schließlich nach zehn bis fünfzehn Jahren in Degeneration und Tod.

Irene gerät in Panik und sucht eine genetische Beratungsstelle auf. Aber ein genetischer Test, der zeigt, ob sie tatsächlich Trägerin des krankheitsauslösenden Gens ist, kann nur durchgeführt werden, wenn auch ihr Vater seine Erbanlagen untersuchen lässt. Doch der Vater lehnt den Test ab …

Ohne Wissen des Vaters beginnt Irene der Geschichte ihrer Familie nachzuspüren. Am Ende des Films hat sie genug herausgefunden, um den Test auch unter Umgehung ihres Vaters durchführen lassen zu können. Aber sie bekommt Zweifel: Ein positives Testergebnis würde nicht nur ihr Leben radikal verändern, sondern auch das ihres Vaters.

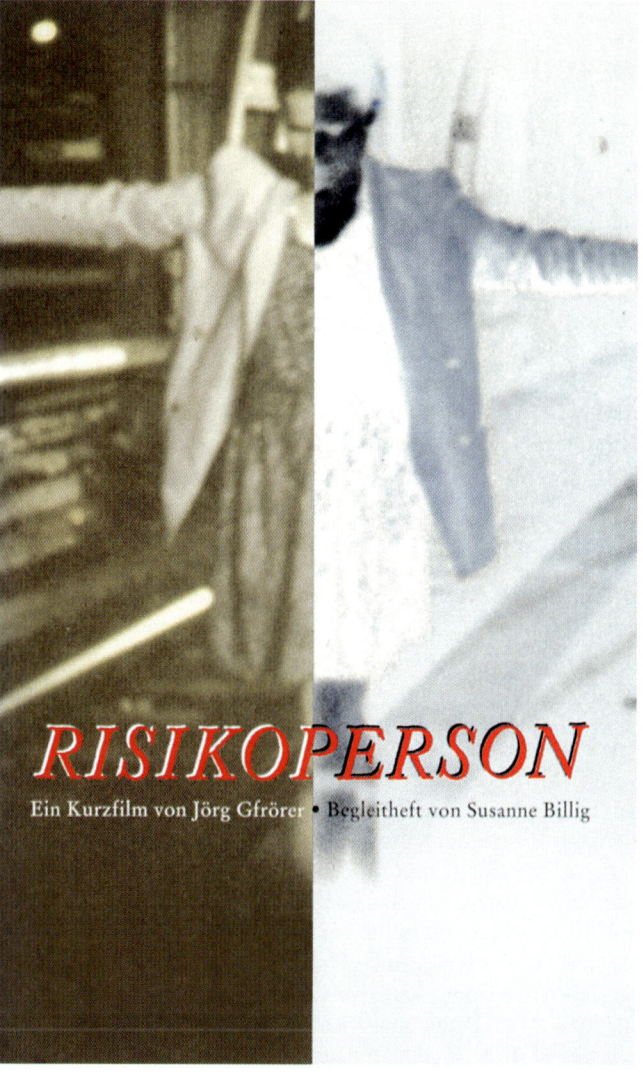

RISIKOPERSON

Ein Kurzfilm von Jörg Gfrörer • Begleitheft von Susanne Billig

Chorea Huntington

Der Name leitet sich ab vom griechischem *choreia*, was Tanz bedeutet (im Volksmund »Veitstanz«), und dem Namen des amerikanischen Nervenarztes George Huntington, der 1872 erkannte, dass es sich um eine Nervenkrankheit handelt mit besonders heftigen, unkontrollierten Bewegungen und Muskelzuckungen. Die Bewegungen sind regellos, plötzlich einschießend, unwillkürlich, asymmetrisch. Manchmal verschwinden sie im Schlaf oder treten nur an den Extremitäten oder im Gesichtsbereich auf. Chorea Huntington ist eine autosomale-dominant erbliche Erkrankung, die sich meist zwischen dem 30. bis 50. Lebensjahr manifestiert und mit zunehmendem geistigen Verfall einhergeht. Im Jahre 1993 wurde das defekte Gen, das für Chorea Huntington verantwortlich ist, von einer internationalen Forschergruppe auf dem Chromosom Nr. 4 entdeckt. Ein Gentest könnte in absehbarer Zeit möglich sein.

In dem Film »Risikoperson« geht es um das Problem genetischer Beratung am Beispiel der Erbkrankheit Chorea Huntington. Der Film führt die ethische Dilemma-Situation einer von dieser Krankheit betroffenen Familie eindrücklich vor Augen. Besorgen Sie sich diesen Film von einer Medienstelleund diskutieren Sie die folgenden Fragen:

Aus dem politischen Bereich: Genetische Reihenuntersuchungen bei Versicherungen und anderen Anstellungsträgern: Werden medizinische Leistungen nur noch nach bestandenem Gentest bewilligt? Würde eine solche Praxis in Eugenik münden?

Aus der Arbeitsmedizin: Es wird nur derjenige eingestellt, der über gesundes Erbgut verfügt und in Kontakt mit bestimmten Stoffen kommen kann (besser wäre es, die Arbeitsbedingungen zu ändern, kostet aber mehr Geld).

Genetisches Screening: In wessen Interesse finden solche Tests statt? Wer kontrolliert, was mit den Ergebnissen passiert?

Aus dem medizin-ethischen Bereich: Wieviel Wissen verkraftet ein Mensch? Hat ein Mensch das Recht auf Nichtwissen?

Aus dem Bereich der Gentechnologie: Was nützt das Wissen um genetische Krankheiten usw., wenn diese nicht behandelt werden können?

Abtreibungsproblematik: Diskutieren Sie die Folgen der genetischen Beratung auf eine schwangere Frau bezüglich des Schwangerschaftsabbruchs.

Erwin Chargaff

Man sollte lieber beten

Die Zauberformel des Genoms darf uns nicht betäuben

Erwin Chargaff, geboren 1905 in Czernowitz (gehört heute zur Ukraine), begann seine wissenschaftliche Laufbahn 1930 in Berlin. Der emeritierte Professor für Biochemie der Columbia University in New York gehört zu den Pionieren der Genforschung. Seine Entdeckung der sterochemischen Basenkomplementarität der DNS war eine entscheidende Voraussetzung für die Arbeiten von James Watson und Francis Crick, die für ihre Entschlüsselung der DNS-Struktur 1962 den Nobelpreis erhielten. Vom kühlen Vorkämpfer der Wissenschaft ist Chargaff schon vor vielen Jahren zu ihrem schärfsten Kritiker geworden.

Ich möchte nicht leugnen, dass die Lektüre des Genoms eine großartige Leistung ist. Aber unser Urteil darf durch den Heidenlärm der überstürzten Verkündigung nicht beeinflusst werden. Vorläufigkeit ist die Seele der naturwissenschaftlichen Erkenntnis, sonst würde sie eingehen. […] Sie sind eigentlich nichts als eine Aneinanderreihung von Irrtümern. Aber die Vorläufigkeit hat sich in Beiläufigkeit verwandelt, wie die Präsentation eines Rohentwurfs des menschlichen Genoms besonders klar vor Augen geführt hat.

So habe ich es nicht gemeint, als ich das Dämmern einer Grammatik der Biologie am Horizont zu sehen glaubte. Jede Wissenschaft hat ihren eigenen Komment. Aber die unumstößliche Grundlage aller positivistischen Forschung sollte sein, dass sich Experimente, die an die Öffentlichkeit dringen, bereits als wiederholbar erwiesen haben. Und das ist bei der […] publizierten Genomsequenzierung natürlich nicht der Fall […]. Die Redlichkeit ist aus meinem Fach verschwunden. Es geht alles viel zu schnell.

Im zwanzigsten Jahrhundert ist historisch sehr viel passiert. Der Zweite Weltkrieg hat gezeigt, dass man mit allen Menschen alles tun kann. Das hat zu einer Schwächung aller Religionen, zu einem Misstrauen gegen die Philosophie und gegen die Naturwissenschaft geführt. Die großen Namen sind

aus ihr verschwunden. Zum Typus des klassischen Wissenschaftlers gehören Geduld und Präzision. Heute verwandelt man ungesicherte Rohfassungen in Sensationen. Wahrscheinlich, weil es in unserer Zeit nichts wirklich Großes mehr gibt. Das Große ist ja nicht das augenfällig Imposante. Im Gegenteil. Bis vor ein paar Jahren ist man in die Wissenschaft wie in ein Kloster eingetreten, Ehrgeiz und Gier hatten in ihr nichts zu suchen. Die Entdeckungen Gregor Mendels, der ein Mönch war, blieben jahrzehntelang unbemerkt. Zur klösterlichen Sinnesausrichtung gehörte nicht in erster Linie die Abstinenz gegenüber der Erforschung des Lebendigen, sondern die Scheu, so möchte ich sagen, vor dem geistigen Eingriff in das Leben. Mendel hat auch seine Versuche gemacht, aber er hatte sie nicht als instrumentellen Zugriff angesehen. Mit seinem Tun wollte er Gottes Taten auslegen. Er würde sich schütteln, wenn er sähe, was heute geschieht.

Eine gewisse Unschuld ist ganz aus meinem Fach verschwunden. Für junge Leute mag die naturwissenschaftliche Arbeit selbst noch Befriedigung bieten. Sie gehen darin auf, werden aber bald rüde geweckt, wenn sie feststellen, dass der eigene Doktorvater ihnen die Ideen stiehlt. Der Schwindel in der Wissenschaft ist etwas Neues, das erst gegen Ende meiner Dienstzeit aufkam. Es mag noch andere Wissenschaftler geben, aber über die liest man nicht in der Zeitung. Mein Skeptizismus ist letztlich ästhetisch-ethischer Natur: Die Ethik der Ehrlichkeit geht mit der Ästhetik der Wiederholbarkeit einher. Dem Prinzip der Natur, den größten Effekt mit den geringsten Mitteln zu erzielen, wurde bei diesem etliche Telefonbücher starken Abdruck von vier Buchstaben noch nicht entsprochen.

Ich vermisse die Eleganz bei der Präsentation des Genoms. Die geistige Anstrengung, die in die Genomanalyse eingegangen ist, war nicht sehr groß. Es handelt sich eher um ein mechanisches Registrieren, dem Molekularbiologen, Biophysiker, Genetiker und Compu-

terfachleute viele Jahre ihres Lebens opferten. Was sie erbaut haben, ist pure Masse: ein Klotz wie eine Cheopspyramide, kein verwendbarer Schlüssel. Die ägyptischen Pyramiden sind zwar ein Riesenwerk, ein Weltwunder, aber keine Kunstwerke.

Tausende von Menschen haben sie unter Qualen errichtet. Und nun liegen sie herum und machen nicht viel Freude. Da die Genforschung nicht mehr in den Händen der Wissenschaft oder der Politik, sondern in denen der Ökonomie liegt, wird eine wirtschaftliche Rezession, wie sie in absehbarer Zeit wieder möglich ist, den ganzen Wissenschaftszweig zum Stillstand bringen. Die Pyramiden waren wenigstens fest gebaut. Aber das Genom wird einfach verschwinden.

Meine Bewunderung für die Genomprojekte ist dieselbe, die ich der Niederschrift einer Thorarolle entgegenbringe. Ob das heroische Unternehmen wirklich abgeschlossen ist, kann ich nicht sagen. Es ist nicht unwahrscheinlich, dass man den Abschluss einfach vor dem 4. Juli [2000] verkünden wollte, an dem die Sommerschlafperiode im amerikanischen Leben beginnt. Trotzdem glaube ich, dass das Trompetengeschmetter vorzeitig war. Wir wissen noch sehr wenig. Bei einem solchen Sammelsurium von Informationen, die ja im Kern nur aus vier Buchstaben bestehen, ist eine Verwechslung oder ein Irrtum sehr leicht möglich. Zwischen dem mechanischen Lesen eines Buches und dem Verstehen seines Inhalts liegt ja eine riesige Spanne, sodass Resultate nicht vor der Mitte des Jahrhunderts zu erwarten sein dürften.

Bisher gehen Milliarden in eine Forschung, die keine Gedanken erzeugt. Wie stellt man sich diese neuen Medikamente vor? Sollen sie das defekte Gen kopieren oder nach der Homöopathischen Methode darauf einwirken? Es gibt zwar schon eine Reihe gentherapeutischer Institute in Amerika, aber der einzige Erfolg bisher war, dass ein Mann gestorben ist. Gesetzt den Fall, man liest an einem Stück von zwanzig oder fünfhundert Nukleotiden ab, dass dies das Gen für eine bestimmte Krankheit sei, so ist man doch weit davon entfernt, es erfolgreich zu manipulieren.

Denn man müsste ja auch wissen, wie dieses Biest sich überhaupt be-

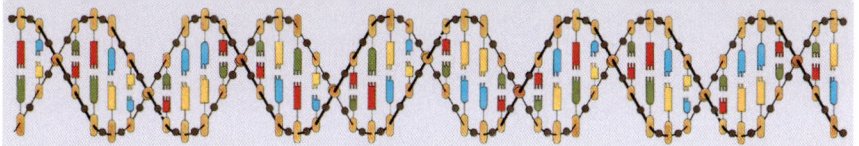

stimmt, auf welche Weise es genau die Synthese der Proteine lenkt. Hier warten große Entdeckungen, aber sie werden nicht gemacht. Ich glaube nicht an die 95% so genannter Müll im Erbgut, und ich halte es für möglich, dass die Gene gar nicht mal so wichtig sind. Es gibt ja nicht das geringste Anzeichen, dass sie etwas mit geistiger Tätigkeit zu tun haben. Sie bestimmen die Haarfarbe und die Verdauung. Hitler brauchte kein besonderes Gen um Auschwitz auf die Beine zu stellen. [...]

Dieser ungeheure Lärm, dieses Trompetengeschmetter, diese Empfänge im Weißen Haus haben mich an die Zeit erinnert, als man die Nuklearenergie mit ähnlichen Versprechungen eines goldenen Zeitalters eingeläutet hat. Und das Einzige, was davon geblieben ist, ist Hiroshima. Erst kamen die Genies und dann die gefährlichen Zwerge. Jetzt werden Feiern abgehalten, wenn ein nuklear betriebenes Werk abgerissen wird. Ich bin überzeugt, dass es in absehbarer Zeit weitere Paradigmenwechsel geben wird, die den aktuellen Genom-Ansatz am Wege liegen lassen. Hat die Menschheit erst einmal die realen Grenzen der Wunderheilung durch Biochemie erkannt, wird sie an ganz anderen Stellen anzupochen versuchen.

Wer weiß, vielleicht hilft intensives Beten. Mein Arzt sagte neulich, einem seiner Patienten soll es geholfen haben. Aber so ein Versuch lässt sich schlecht wiederholen.

Aus: Frankfurter Allgemeine Zeitung, Nr. 151, 3. Juli 2000, Feuilleton, S. 51

Die Entwicklung der Genforschung

1865 Der Augustinermönch Gregor Mendel beweist in Versuchen mit Erbsen die Gesetze der Vererbung, was kaum beachtet wird.

1869 Der Schweizer Pathologe Friedrich Miescher entdeckt in Fischspermien und anderem biologischen Material die Erbsubstanz Desoxyribonukleinsäure (DNS, englisch DNA).

1900 Unabhängig voneinander entdecken drei Forscher – der Deutsche Correns, der Österreicher Tschermak und der Niederländer De Vries – die Mendelschen Gesetze wieder. De Vries berichtet 1901 erstmals über Mutationen.

1953 Der amerikanische Biologe James Watson und der englische Physiker Francis Crick beschreiben die DNS-Struktur als doppelsträngiges Molekül (Doppelhelix).

1973 Forscher produzieren das erste gentechnisch veränderte Bakterium.

1977 Amerikanische Wissenschaftler schleusen erstmals genetische Informationen aus menschlichen Zellen in Bakterien ein.

1978 In Großbritannien wird das erste Retortenbaby geboren. Es ist durch künstliche Befruchtung (In-vitro-Fertilisation) gezeugt worden.

1982 Das erste gentechnisch hergestellte Medikament (Insulin) kommt in den USA auf den Markt.

1990 Offizieller Start des staatlich finanzierten Human-Genom-Projektes (HGP) zur Entschlüsselung des menschlichen Erbguts.

1997 Schottische Forscher präsentieren das sieben Monate alte Klonschaf Dolly. Es ist das erste aus einer »erwachsenen Zelle« geklonte Säugetier.

2000 Craig Venter behauptet im Januar, seine Firma habe 90 Prozent der Erbsequenz des Menschen erfasst. Darunter seien jedoch auch von staatlichen Forschern ermittelte Daten. Das Human-Genom-Projekt will im Frühjahr eine grobe Skizze von 90 Prozent des Erbguts vorlegen. Venter will bis zum Sommer 100 Prozent präsentieren.

26. Juni 2000. Die vollständige Entschlüsselung des Genoms wird bekanntgegeben.

Quelle: dpa. Vgl. auch die Grafik auf S. 35.

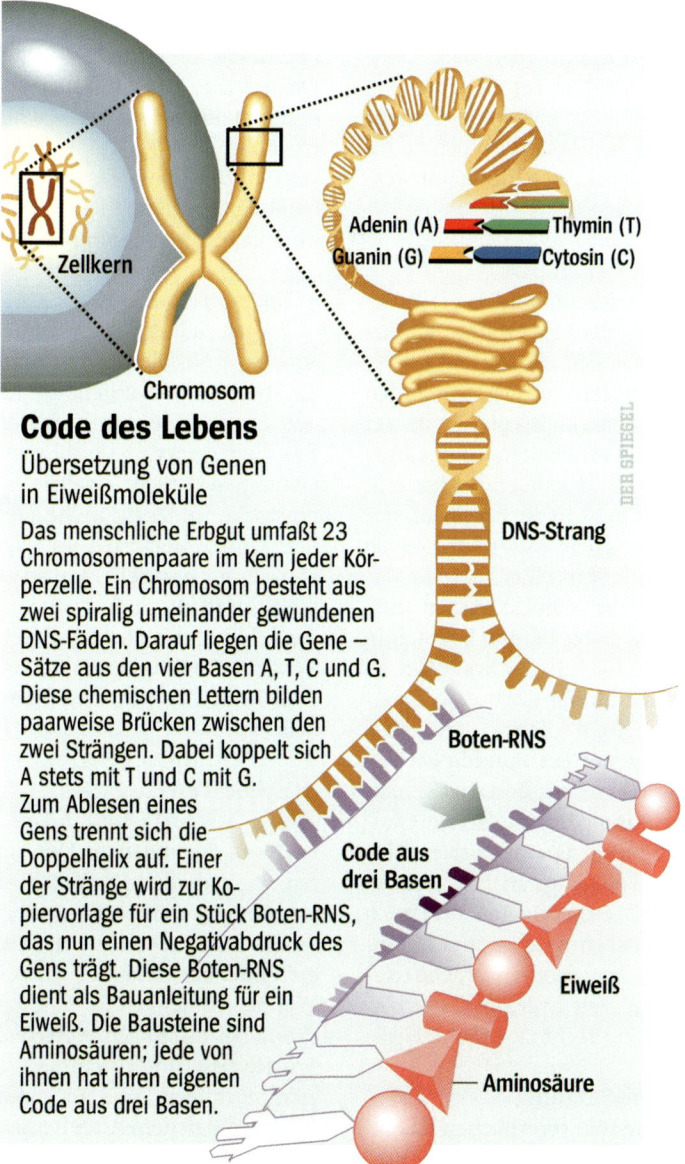

Code des Lebens
Übersetzung von Genen in Eiweißmoleküle

Das menschliche Erbgut umfaßt 23 Chromosomenpaare im Kern jeder Körperzelle. Ein Chromosom besteht aus zwei spiralig umeinander gewundenen DNS-Fäden. Darauf liegen die Gene – Sätze aus den vier Basen A, T, C und G. Diese chemischen Lettern bilden paarweise Brücken zwischen den zwei Strängen. Dabei koppelt sich A stets mit T und C mit G. Zum Ablesen eines Gens trennt sich die Doppelhelix auf. Einer der Stränge wird zur Kopiervorlage für ein Stück Boten-RNS, das nun einen Negativabdruck des Gens trägt. Diese Boten-RNS dient als Bauanleitung für ein Eiweiß. Die Bausteine sind Aminosäuren; jede von ihnen hat ihren eigenen Code aus drei Basen.

Zellkern

Adenin (A) — Thymin (T)
Guanin (G) — Cytosin (C)

Chromosom

DNS-Strang

Boten-RNS

Code aus drei Basen

Eiweiß

Aminosäure

DER SPIEGEL

Julia Weidenbach

Glossar: Pränatale Diagnostik, PID und Stammzellforschung

Pränatale Diagnostik

Das Kind im Mutterleib wird auf Fehlbildungen und Infektionen untersucht. Auch familiär vererbte Krankheiten wie die Stoffwechselstörung Mukoviszidose oder chromosomale Erkrankungen wie das Down-Syndrom lassen sich vor der Geburt erkennen. Die pränatale Diagnostik ist deshalb besonders für Familien interessant, die Träger von Erbkrankheiten sind. Die Ärzte sind verpflichtet, jede Schwangere über 35 auf diese Untersuchungen hinzuweisen, da Chromosomenstörungen im Alter zunehmen. Die Entscheidung liegt jedoch bei den werdenden Eltern – sie haben ein Recht auf Nichtwissen. Genetische Beratungsstellen und pränatalmedizinische Zentren können hierbei helfen. Rat bietet zum Beispiel die Beratungsstelle für vorgeburtliche Diagnostik in Bremen, CARA e.V.

Broschüren und Adressen von Anlaufstellen in der Nähe bekommt man auch über die Beratungsstelle des Diakonischen Werks Württemberg PUA sowie bei Pro Familia.

Präimplantationsdiagnostik (PID)

Der Embryo wird nicht wie bei der pränatalen Diagnostik im Mutterleib, sondern im Labor genetisch untersucht. Die PID ist nur im Rahmen einer künstlichen Befruchtung möglich. Nach zwei oder drei Tagen besteht der im Labor gezeugte Embryo aus acht Zellen. Eine Zelle wird für den Gentest entnommen, dem Keim schadet dies in der Regel nicht. Nur wenn im Erbgut keine genetischen Defekte vorliegen, wird der Embryo in die Gebärmutter übertragen (implantiert). Heute kann man Embryonen bereits auf 35 Erbdefekte testen. In Deutschland ist dieses Verfahren bisher verboten. In vielen EU-Ländern ist es erlaubt: Großbritannien, Niederlande, Belgien, Frankreich, Schweden, Italien und Spanien. Ebenso in Australien und den USA. In diesen Ländern ersetzt die PID in der Regel nicht die pränatale Diagnostik, sondern dient als zusätzlicher Test. Eine schwere genetisch bedingte Erkrankung muss vorliegen, bevor die Untersuchung durchgeführt wird.

Amniozentese (Fruchtwasserpunktion)

Bei dieser Untersuchung wird ab der 14. Schwangerschaftswoche Fruchtwasser aus der Gebärmutter entnommen. Eine dünne Nadel wird durch die Bauchdecke in die Fruchthöhle geführt. Aus den darin enthaltenen kindlichen Zellen werden Kulturen angelegt. So können Chromosomen-Veränderungen, Erbkrankheiten sowie Fehlbildungen des Gehirns und Rückenmarks festgestellt werden. Die Amniozentese ist ein operativer Eingriff. Das Risiko einer Fehlgeburt liegt dabei zwischen 0,5 bis 1%. Der Test liefert jedoch ziemlich sichere Erkenntnisse. Es dauert allerdings zwei bis drei Wochen, bis das Ergebnis vorliegt – dies kann werdende Eltern sehr belasten.

Chorionzottenbiopsie

Die Chorionzotten bilden die äußere Begrenzung der Fruchthöhle, aus ihnen entwickelt sich die Plazenta. Diese Zotten enthalten die gleichen Zellen wie das Kind, deshalb können sie auf mögliche Erbkrankheiten und Chromosomen-Veränderungen untersucht werden. Der Eingriff ist bereits ab der 11. Woche möglich: Meist wird durch die Bauchdecke mit einer dünnen Nadel Gewebe der Chorionzotten entnommen. Ein erster Befund liegt schon nach ein bis zwei Tagen vor. Zur Sicherheit wird häufig noch eine Langzeitkultur angelegt, die nach etwa zwei Wochen ausgewertet ist und in der Regel das erste Ergebnis bestätigt. Ebenso wie die Amniozentese ist die Chorionzottenbiopsie ein operativer Eingriff, das Fehlgeburtsrisiko beträgt 0,5 bis 1%. Darin enthalten sind auch nicht eingriffsbedingte spontane Abgänge, die bis zur zwölften Woche relativ häufig sind. Die Ergebnisse der Untersuchung sind recht zuverlässig.

Genetische Beratung

Bei den meisten vererblichen Krankheiten und Behinderungen kennen Erbforscher heute genau die Wahrscheinlichkeit, mit der diese Belastung die Nachkommen treffen kann. Am besten ist es, schon vor der Schwangerschaft Rat bei einer genetischen Beratungsstelle einzuholen. Dies gilt besonders dann, wenn

- bereits ein behindertes Kind geboren wurde,
- die Mutter älter als 35 Jahre ist,
- in der Familie von Mann oder Frau schon Krankheiten vererbt wurden.

Künstliche Befruchtung

Etwa 2 Prozent der Neugeborenen kommen in Deutschland durch künstliche Befruchtung zur Welt. Das heißt, die Eizelle wird im Labor befruchtet. Hierzu werden der Frau nach einer Hormonbehandlung mehrere Eizellen entnommen. Wenige Tage nach der Befruchtung werden die Embryonen in die Gebärmutter eingesetzt. In Deutschland dürfen dabei keine Embryonen übrig bleiben. Lediglich befruchtete Eizellen im »Vorkernstadium« dürfen eingefroren werden, das heißt Ei und Samen sind noch nicht miteinander verschmolzen.

Spätabtreibungen

Zeigen sich durch die pränatale Diagnostik Auffälligkeiten beim Kind, so stehen die werdenden Eltern oft vor einer schwierigen Entscheidung. Ein Schwangerschaftsabbruch ist in Deutschland nicht strafbar, wenn die physische und psychische Gesundheit der Mutter gefährdet ist. Von Spätabtreibungen spricht man ab der zwölften Schwangerschaftswoche, weil dann die Bildung der Organe abgeschlossen ist. Spätabtreibungen sind jedoch bis zum Ende der Schwangerschaft möglich.

Triple-Test

Der Triple-Test ist heute umstritten, weil zu ungenau. Der Schwangeren wird ab der 15. Woche Blut abgenommen und auf drei bestimmte Stoffe untersucht. Aus diesen Werten errechnet der Genetiker die statistische Wahrscheinlichkeit für das Down-Syndrom. Bei auffälligen Werten muss eine Fruchtwasseruntersuchung (Amniozentese) folgen. Wie hoch das Down-Risiko in welchem Alter ist, lässt sich linear berechnen.

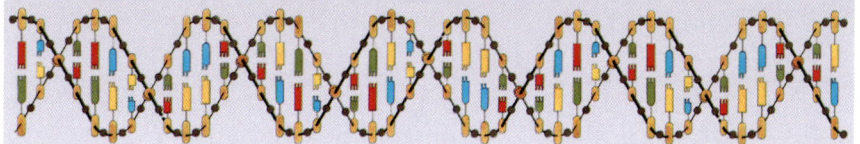

Ultraschall-Untersuchungen

Im Mutterpass sind mindestens drei Ultraschall-Untersuchungen vorgesehen. Eine besondere Form des Ultraschalls ist die Messung der Nackentransparenz in der 11. bis 14. Woche: In Nackenhöhe befindet sich beim Ungeborenen zwischen Muskeln und Haut ein kleiner Zwischenraum, der mit Flüssigkeit gefüllt ist. Überschreitet der Durchmesser dieser Flüssigkeitsansammlung einen bestimmten Wert, kann dies ein Hinweis auf eine Fehlentwicklung sein. Nach heutigen Erkenntnissen sind Ultraschall-Untersuchungen für Mutter und Kind unschädlich. Sie erlauben schon früh, die Entwicklung des Ungeborenen zu verfolgen und liefern sofort Ergebnisse. Stellt man Auffälligkeiten fest, so sind allerdings in der Regel Nachfolge-Untersuchungen nötig. Oft erweist sich ein Verdacht dann als unbegründet. Für die werdenden Eltern bedeutet die im Ultraschall ermittelte Risikowahrscheinlichkeit zunächst aber Unsicherheit und Aufregung.

Embryonale Stammzellen

In den ersten Tagen nach der Befruchtung sind embryonale Stammzellen »totipotent«, das heißt sie können sich zum kompletten Organismus entwickeln. In der weiteren Entwicklung, sind sie »pluripotent«: Sie können sich zu allen Zell- und Gewebetypen des menschlichen Körpers weiterentwickeln. Deshalb sind sie für die Wissenschaft interessant. Forscher hoffen, so Zellen für beispielsweise Leber- oder Nierentransplantationen zu gewinnen. Durch die Forschung mit diesen Zellen will man auch Therapien für Patienten mit Diabetes, Parkinson und Multipler Sklerose entwickeln. Zugrundegegangene Zellen – zum Beispiel Zellen im Gehirn bei Parkinson – sollen dabei durch Stammzellen ersetzt werden. Ausgereifte Zellen eignen sich hierfür nicht, da sie sich nicht mehr in das Gewebe eines Organismus einfügen und die notwendigen Funktionen übernehmen können. Die Forschung mit embryonalen Stammzellen ist ethisch bedenklich, da der Embryo bei der Entnahme der Stammzellen stirbt. Als Alternative zu den embryonalen Stammzellen werden deshalb adulte Stammzellen diskutiert.

In einigen Ländern wie Großbritannien, USA und Israel wird bereits mit embryonalen Stammzellen geforscht. In Deutschland wird gegenwärtig diskutiert, ob embyronale Stammzellen aus anderen Ländern für Forschungszwecke nach Deutschland importiert werden dürfen.

Adulte Stammzellen

Diese Zellen gelten als ethisch unbedenkliche Alternative zu den embryonalen Stammzellen. Denn sie stammen aus dem Gewebe Erwachsener, zum Beispiel aus Leber, Niere oder Gehirn, aber auch aus der Nabelschnur Neugeborener. Adulte Stammzellen sind allerdings bereits weiter spezialisiert und daher weniger vielseitig als embryonale Stammzellen. Außerdem kann man bisher schwerer mit ihnen im Labor umgehen. Inwieweit sie deshalb eine wirkliche Alternative zu den embryonalen Stammzellen darstellen, wird in der Forschung gegenwärtig diskutiert.

© 2004 eltern.de

Lesetipps

Friedrich Cramer: Was hat die Gentechnik dem Menschen gebracht und was kann sie ihm noch bringen? In: Scheidewege. Jahresschrift für skeptisches Denken 2003/2004.

Marcus Düwell/Dietmar Mieth/Uta Knoerzer (Hg.): Ethik in der Humangenetik. Die neueren Entwicklungen der genetischen Frühdiagnostik aus ethischer Perspektive, Francke Verlag, Tübingen/Basel 1998.

Wolfgang Huber: Der gemachte Mensch. Christlicher Glaube und Biotechnik, Wichern-Verlag, Berlin 2002.

David Jefferis: Was ist Gentechnik? Vom Klonschaf bis zur Gentomate, Loewe Verlag, Bindlach 2002

Charlotte Kerner: Blueprint Blaupause, Beltz & Gelberg, Weinheim/Basel 1999.

Jens Kersten: Das Klonen von Menschen. Eine verfassungs-, europa- und völkerrechtliche Kritik, Verlag Mohr Siebeck, Tübingen 2004

Dietmar Mieth: Die Diktatur der Gene. Biotechnik zwischen Machbarkeit und Menschenwürde, Herder Verlag, Freiburg i.Br. 2001

Ernst-Ludwig Winnacker: Das Genom. Möglichkeiten und Grenzen der Genforschung, Eichborn Verlag, Frankfurt am Main 2002

Siehe auch die Lesetipps auf S. 68

Julia Weidenbach

Die Debatte um die Präimplantations-diagnostik (PID)

Argumente der Befürworter

Ein Paar wünscht sich ein Kind, hat aber ein hohes Risiko, dass dieses genetisch schwer krank sein wird. Die Frau hat vielleicht bereits mehrere Fehlgeburten hinter sich, weil das Kind schon im Mutterleib an den Folgen der Erkrankung gestorben ist. Mit der PID hätte dieses Paar eine größere Chance, ein gesundes Baby zu bekommen. Verfechter der PID fragen deshalb: Sollte es nicht auch in Deutschland möglich sein, alles zu tun, um sich den Wunsch nach einem gesunden Kind zu erfüllen? Dann wären betroffene Paare nicht gezwungen, die Untersuchung bei einem fremden Arzt im Ausland durchführen zu lassen. Ein weiteres Argument für die PID: Die Gesetzeslage in Deutschland ist unstimmig. Im Rahmen der pränatalen Diagnostik ist es bis kurz vor der Geburt möglich, abtreiben zu lassen. Voraussetzung ist, dass die Mutter physisch oder psychisch schwer belastet ist, weil beim ungeborenen Kind eine Behinderung festgestellt wurde. Dies bedeutet einen schweren Gewissenskonflikt für die Eltern. Wäre es nicht sinnvoller, bereits den Embryo auf mögliche genetische Defekte zu untersuchen, um so der Frau eine spätere Abtreibung zu ersparen, geben die Befürworter der PID zu bedenken. Und sie werfen den Kritikern vor, die Augen vor der Realität zu verschließen. In Deutschland werde längst vielfach über ungeborenes Leben entschieden.

Argumente der Gegner

Kritiker der PID befürchten, dass diese Methode der erste Schritt hin zur Selektion von Embryonen sein könnte: Wenn es erst einmal möglich ist, einen Embryo aufgrund eines genetischen Defekts für die Verpflanzung in den Mutterleib auszuschließen, wann werden weitere Kriterien hinzukommen? Werden sich eines Tages Eltern ihre Kinder nach Augenfarbe, Körpergröße oder Intelligenz aussuchen können? Skeptiker stellen außerdem die Frage nach der Würde des Menschen.

Dürfen wir uns überhaupt anmaßen, über lebenswertes Leben zu entscheiden? Gegner der PID glauben auch, dass diese sich negativ auf die Situation von Behinderten auswirken wird: Vielleicht wird man Eltern, die sich für ein behindertes Kind entscheiden, eines Tages einen Vorwurf machen können? Statt zu selektieren wäre es besser, eine Gesellschaft zu schaffen, in der Behinderte willkommen sind, sagen die Kritiker. Manche Gegner der PID zweifeln auch an, dass es bei der Debatte tatsächlich um das Leid von genetisch belasteten Eltern geht. Sie sind der Auffassung, dass eigentlich die Interessen von Medizinern und Wissenschaftlern im Vordergrund stehen.

[…]

Felice Krauthausen

Leben mit einem behinderten Kind

»Ich habe ein nun fast sechsjähriges behindertes Kind! Es ist mein erstes und – bis jetzt – einziges Kind. Es gab in diesen sechs Jahren mehrere Momente, in denen bei mir der Wunsch nach einem zweiten Kind aufkam. Ich weiß, dass die Behinderung mit großer Wahrscheinlichkeit erblich ist. Bei der Humangenetischen Beratungsstelle sagte man uns (mir und dem Vater des Kindes), dass mit einer Wahrscheinlichkeit von 25% das nächste Kind die gleiche Behinderung haben würde. Diese Wahrscheinlichkeit beruht auf Statistiken. […] Am Anfang habe ich mich viel damit beschäftigt herauszufinden, ob man die Behinderung ›rechtzeitig‹ feststellen kann. ›Rechtzeitig‹, um dann noch abzutreiben. Ich, glaube ich, dass, wenn man mir diese Sicherheit geben könnte, ich wieder den Mut dazu hätte, ein zweites Kind zu bekommen. Aber diese Sicherheit konnte mir niemand geben, es war immer nur ein vielleicht. Vielleicht kann man durch aufwändige Ultraschalluntersuchungen die Behinderung vor der 20. Schwangerschaftswoche feststellen, vielleicht durch Röntgenaufnahmen. Vielleicht weiß man bald, welche Gene für diese Behinderung verantwortlich

sind, vielleicht kann man die dann bei der Chromosomenanalyse feststellen. Ich bemitleide meinen Sohn nicht. Er ist ein fröhliches Kind, voller Lebenslust, obwohl er manchmal sicherlich Schmerzen hat, und obwohl er sich – im Rahmen seiner Möglichkeiten – seiner Behinderung bewusst ist und von den Einschränkungen weiß, mit denen er leben muss. Er wird sein Leben sicherlich – irgendwie – meistern können. Und ich hoffe, dass er mir nie den Vorwurf machen wird, dass ich ihn in die Welt gesetzt habe oder warum ich nicht alles Menschenmögliche getan habe, um seine Behinderung ›rechtzeitig‹ festzustellen. Ob er mir später diesen Vorwurf macht oder nicht, das hängt nicht nur von mir, seinem Vater oder seiner näheren Umgebung ab, sondern auch von dem Wert, den Behinderte in unserer Gesellschaft heutzutage haben, und dem Wert, den sie in unserer zukünftigen Gesellschaft haben werden. Aber die Verantwortung, die bewusste Verantwortung für ein zweites behindertes Kind? Verantwortung auch im Sinn von Risiko eingehen, nur weil ich noch ein zweites Kind will? Vielleicht wäre es anders, wenn man durch eine Fruchtwasseruntersuchung oder eine Chorionzottenbiopsie feststellen könnte, dass das Kind in meinem Bauch mit Sicherheit nicht die gleiche Behinderung hat wie mein erstes. Ich weiß es nicht. Denn ich kann mir nicht vorstellen, ein Kind abzulehnen, nur weil es nicht den gesellschaftlichen – und auch meinen – Normen von Gesundheit und Normalität entspricht. Aber andererseits will ich nur das Beste für mein Kind, will ihm Leiden ersparen. Und ich weiß, dass Behinderte es in dieser Gesellschaft nicht leicht haben, auch die Mütter/Eltern von Behinderten nicht. […]

Aus: AOL-Verlag / Verlag Die Werkstatt, Unterrichtsmaterialien Gentechnologie, S. 125

Beschreiben Sie den seelischen Konflikt der Frau und diskutieren Sie mögliche Lösungen.

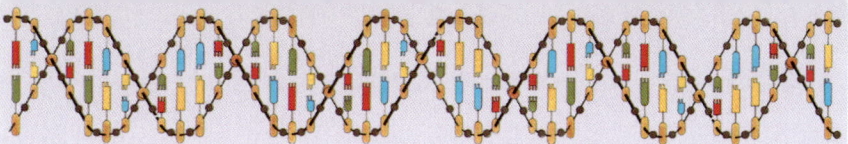

Corinna Emundts

Sprengkraft in der Petrischale

Der Molekularbiologe Hans Schöler erzeugt Eizellen aus Stammzellen – Ian Wilmut ist für therapeutisches Klonen

Es war reiner Zufall, dass am Montag in Berlin zwei Genforscher auftraten und für ihre Projekte warben, deren Namen aus den internationalen Schlagzeilen bekannt sind. Ihre Wege kreuzten sich nicht, doch wer beiden zuhörte, bekam eine Ahnung davon, wie sehr Genforscher heute nicht nur im Labor weiterkommen, sondern um ihre gesellschaftliche Akzeptanz ringen müssen und welch unterschiedliche Positionen sie dabei einnehmen können – obwohl es letztlich um die gleichen Zellen geht, über die sie sprechen.

Der eine, der Molekularbiologe Hans Schöler, ist in den USA dabei zu erforschen, ob sich menschliche Zellen aus künstlich erzeugten Eizellen klonen lassen. Er kam auf Einladung der deutschen Politik, um über die ethischen Probleme seiner laufenden Forschungsarbeit zu sprechen. Der andere, Ian Wilmut, britischer Embryologe und besser bekannt als wissenschaftlicher Vater des Klon-Schafes Dolly, versuchte in der Queen's Lecture der Technischen Universität Berlin seine Zuhörer davon zu überzeugen, dass das so genannte therapeutische Klonen menschlicher Zellen dringend erforderlich ist – und ethische Zweifel auszuräumen sind.

Die Akzeptanz brisanter Forschungsbereiche in einer Gesellschaft hat viel mit dem versprochenen Nutzen zu tun, das zeigen die vergangenen Jahre der Genforschung. Je größer die Hoffnung auf Heilung bislang unheilbarer Krankheiten, desto stärker scheint die Bereitschaft bei den Menschen, dafür Tabus zu brechen. In England ist die Forschung an frühen Stadien menschlicher Embryonen bereits erlaubt, in Deutschland nicht. Die Herstellung von Embryonen zu For-

schungszwecken ist hier ebenso verboten wie die Zerstörung von Embryonen im Namen der Wissenschaft – dies regelt das Embryonenschutzgesetz. Lediglich die Forschung an einzelnen, bereits existierenden embryonalen Stammzellen, die aus dem Ausland importiert werden dürfen, ist neuerdings

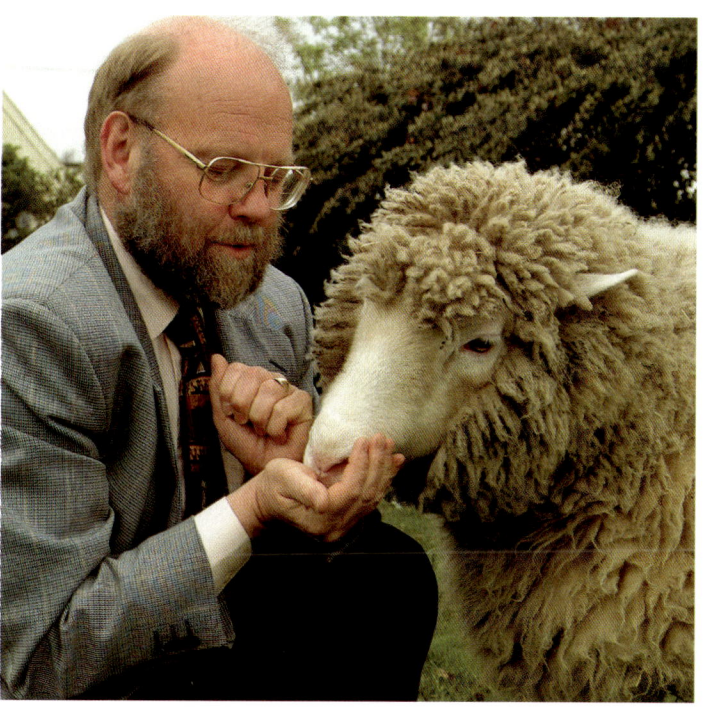

Ian Wilmut und Dolly

erlaubt. Hans Schöler hat sich und die deutsche Politik nun in eine Entscheidungszwickmühle gebracht – durch die »aufregendste Entdeckung in meinem Leben«, wie er im Gespräch mit der »Frankfurter Rundschau« sagt.

Schöler gelang es in Experimenten mit Mäusezellen zu zeigen, dass sich aus embryonalen Stammzellen eine Art Eizelle herstellen lässt. Wird diese mit dem Zellkern einer anderen lebenden Maus reprogrammiert (Blockade der genetischen Information des zweiten Zellkerns bei gleichzeitiger Aktivierung der genetischen Information der embryonalen Stammzellen), so kann er daraus erneut embryonale Stammzellen gewinnen – die nun die gewünschte Erbsubstanz enthalten. Auf den Men-

schen übertragen – dies ist jedoch von Schöler noch nicht erforscht – würde das bedeuten, dass sich aus der Erbinformation eines erwachsenen Menschen und einer künstlich gewonnenen Eizelle menschliches Ersatzgewebe für diesen Erwachsenen züchten ließe.

Damit wäre ein oft angeführtes Dilemma der Politik vom Tisch, weil bei diesem so genannten therapeutischen Klonen keine Eizellspenden von Frauen mehr vonnöten sind. Allerdings bleibt ein zweites Dilemma erhalten: Um jenes vielversprechende Ersatzgewebe erhalten zu können, durchläuft auch das von Schöler erzeugte Konstrukt aus Quasi-Eizelle mit neuem Zellkern in der Kulturschale ein Stadium, von dem er nicht ausschließen kann, dass es sich zu einem vollständigen lebenden Organismus entwickeln kann – Totipotenz genannt. Dann aber wäre es nach deutschem Recht verboten.

Aber nicht nur deswegen hat sich Schöler nun mit Fragen an die deutschen Politiker gewandt. Eingeladen von der stellvertretenden Vorsitzenden der Unionsfraktion im Deutschen Bundestag, Maria Böhmer, sprach er vor dem Ethikbeirat der Fraktion und traf sich mit Vertreterinnen aller Parteien, um die Problematik zu besprechen. »Ich weiß, dass das Potenzial, das wir in der Kulturschale entwickelt haben, mit Sprengkraft verbunden ist«, sagte Schöler der »Frankfurter Rundschau«. Er sehe eine Verpflichtung der Gesellschaft gegenüber, seinen ethischen Standpunkt zu überprüfen. Für ihn persönlich verläuft die ethische Grenze dort, »wo man diese embryo-ähnlichen Zustände zurückführen würde in die weibliche Gebärmutter«. Also kein Klonen von ganzen Lebewesen, sondern nur von einzelnen Zellen, das wäre sein Wunsch: »Was wir in der Kulturschale gebildet haben, ist meines Erachtens nicht schützenswert«. Als Molekularbiologe sehe er eine mögliche Totipotenz im übernächsten Forschungsschritt auch in einer Hautzelle, deswegen mache für ihn der Begriff wenig Sinn. Die Zellkerne erwachsener Körperzellen könnten viel, »das hat das Klon-Schaf Dolly gezeigt«.

Noch hat Schöler nicht nachgewiesen, dass sich aus embryonalen Stammzellen gewonnenen Eizellen nach einem Kerntransfer ein ganzer Organismus entwickeln könnte – und nicht nur weitere Stammzellen. Drei Fragen hat er nun vorab der Politik gestellt:

1. Wenn dies so wäre, dürfte er Eizellen aus menschlichen embryonalen Stammzellen herstellen? 2. Wenn dies tatsächlich biologisch möglich wäre, dürfte er dann die Chromosomen austauschen, also Zellen klonen? Die ersten beiden Fragen müsste die deutsche Politik wohl verneinen, sobald der Verdacht einer Totipotenz besteht. In seiner dritten Frage bietet Schöler einen Ausweg an: 3. »Was wäre, wenn ich die Eizelle so verändere, dass sich aus ihr kein ganzer Organismus entwickeln kann.«

Schöler argumentiert mit Heilungschancen, die er noch nicht versprechen mag. Es könne sein, dass sich die nie realisieren lassen. Er will mit seiner Forschung die Reprogrammierungsabläufe in den Zellen besser verstehen, »dann wissen wir auch genauer, was bei Dolly passiert ist«. Seine Vision sei, Körperzellen einmal ohne den Umweg über das embryonale Stadium reprogrammieren zu können. Das allerdings liege in ferner Zukunft.

Genau hier trifft er sich inhaltlich mit Ian Wilmut, der die gleiche Hoffnung hegt. »Ich glaube da fest daran«, sagt Wilmut. Der wissenschaftliche Weg dorthin jedoch verläuft bei Wilmut ein wenig anders als bei Schöler. Er möchte aus sozialen und moralischen Bedenken allein das reproduktive Klonen von Menschen ganz ausschließen, das Klonen von Tieren zum Zwecke der Erforschung der Reprogrammierung hält er für notwendig und wirbt gleichermaßen für das Klonen von menschlichen embryonalen Stammzellen. Er betont in seiner Argumentation die Heilungschancen. Wilmut sagt, er argumentiere bewusst nicht aus naturwissenschaftlich-biologischer Sicht: »Für mich ist die Frage wichtig, was aus gesellschaftlicher Sicht wünschenswert ist.«

Aus: Frankfurter Rundschau vom 25. Juni 2003, © Frankfurter Rundschau

»Schutzwürdiges Leben beginnt für mich im Mutterleib«

Interview mit Hans Schöler

Der deutsche Stammzellforscher Professor Dr. Hans R. Schöler über Möglichkeiten und ethische Grenzen des therapeutischen Klonens

[…]

Berliner Zeitung: **Woher wollen Sie die menschlichen embryonalen Stammzellen nehmen […]?**

Schöler: Für derartige Untersuchungen reicht die Zahl der schon vorhandenen Stammzellen aus. Aus diesen Zellen könnten wir genügend Eizellen herstellen, um eine Grundlage für das therapeutische Klonen zu schaffen. Denn wenn es uns in einem nächsten Schritt gelänge, die Kerne der Eizellen durch die Kerne von Körperzellen zu ersetzen, ließen sich aus den entstehenden Klonembryonen beliebig viele Stammzellen entnehmen. Ob die Zellkerntransplantation auch mit gezüchteten Eizellen gelingt, müssen wir allerdings noch überprüfen. […]

Liefern Ihre Forschungsergebnisse einen Beitrag, um ethische Bedenken gegen das therapeutische Klonen zu überwinden? Oder verschärfen sie die Diskussion?

Ich denke, sie leisten beides. Zum einen entschärfen unsere Ergebnisse die Debatte um die umstrittene Eizellspende. Frauen können hierdurch nicht länger degradiert werden. Zum anderen werfen die Ergebnisse neue Probleme auf. Denn einige Forscher könnten jetzt auf den Gedanken kommen, in großem Maßstab Menschen zu klonieren. Diejenigen, die das propagieren, haben meiner Ansicht nach aber noch nicht verstanden, welche Probleme mit dem Klonieren von Organismen einhergehen.

Halten Sie die Möglichkeit, dass Frauen ihre Eizellen spenden müssen, für ethisch bedenklicher als die Tatsache, dass die entstehenden Embryonen zur Entnahme von Stammzellen getötet werden?

Die Strukturen, die wir in der Kulturschale herstellen, haben meines Er-

achtens zwar viele Eigenschaften mit einem Embryo gemeinsam. Dennoch würde ich sie nicht als Embryo bezeichnen. Daher sind diese Gebilde für mich nicht schützenswert. Auf der anderen Seite kann ich nicht ausschließen, dass einige von ihnen das Potenzial haben, sich zu einem Organismus zu entwickeln. Ich sehe daher das Dilemma, in dem sich viele Kritiker des therapeutischen Klonens befinden.

Der amerikanische Bioethiker Arthur Kaplan vertritt die Ansicht, dass sich durch Ihre Forschungsergebnisse sämtliche moralischen Bedenken gegen das therapeutische Klonen erübrigen. Inwieweit entspricht das Ihrer Meinung?

Ich habe mit Arthur Kaplan lange über dieses Thema diskutiert. Er hat zunächst gar nicht verstehen können, weshalb ich überhaupt ethische Bedenken hatte. Ich glaube, er hielt mich anfangs für einen dieser typischen Deutschen, die ständig von Zweifeln geplagt sind. Seiner Ansicht nach verdient ein Embryo erst dann Schutz, wenn man ihn in einen weiblichen Körper verpflanzt, wo er sich zu einem vollständigen Organismus entwickeln könnte. Das aber wollen wir nicht, denn das wäre ja reproduktives Klonen. Ideal fänden wir beide, wenn es gelingen würde, die entstehenden Embryonen genetisch so zu verändern, dass aus ihnen keinesfalls gesunde, voll entwickelte Lebewesen hervorgehen können. Sollte ich die Kritiker auch damit nicht überzeugen können, wüsste ich nicht mehr weiter. Dann müsste ich vermutlich mein restliches Leben lang an Mäusen forschen.

Für wie wahrscheinlich halten Sie es, dass das therapeutische Klonen in naher Zukunft überhaupt funktioniert? Derzeit scheinen doch alle Zellen, die aus einem geklonten Embryo hervorgehen, Störungen in ihrem genetischen Programm aufzuweisen.

Derartige Störungen hat man bislang nur im Organismus erforscht. Embryonale Stammzellen sind diesbezüglich noch gar nicht untersucht worden. Ich persönlich glaube, dass das therapeutische Klonen beim Menschen funktionieren kann und sehe zumindest die Chance, mit dieser Methode in Zukunft Krankheiten wie beispielswei-

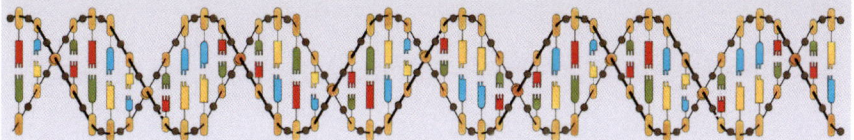

se Parkinson zu heilen. Wenn wir die Untersuchungen aber nicht durchführen, werden wir auch in Zukunft nicht wissen, welche therapeutischen Möglichkeiten das Klonen bereithält.

[…]

Werden sich Ihrer Ansicht nach demnächst auch adulte Stammzellen oder sogar gewöhnliche Körperzellen so reprogrammieren lassen, dass sie erneut alle möglichen Funktionen übernehmen können und embryonale Stammzellen dadurch überflüssig werden?

Wir haben zumindest Hinweise darauf, dass sich adulte Stammzellen in verschiedene Richtungen entwickeln können. Meine Kollegin Catherine Verfaillie zeigte im vergangenen Jahr, dass aus dem Knochenmark gewonnene adulte Stammzellen sich in der Kulturschale in ganz unterschiedliche Zelltypen verwandelten. Eines scheint mir jedoch ganz wichtig zu sein: Wenn wir adulte Stammzellen verstehen wollen, müssen wir embryonale Stammzellen erforschen. Wenn wir embryonale Stammzellen verstehen wollen, müssen wir adulte Stammzellen erforschen. Und wenn wir darüber hinaus das Potenzial dieser Zellen für Thera-pien beim Menschen ausloten möchten, werden wir um Humanexperimente nicht herumkommen.

Ihre Forschungsergebnisse legen nahe, dass aus embryonalen Stammzellen auch Spermien gewonnen werden können. Kann also in Zukunft jeder Forscher, der embryonale Stammzellen besitzt, menschliches Leben erzeugen?

Wenn die Eizellen und die Spermien, die wir aus den Stammzellen gewinnen, tatsächlich so gut sind, wie wir uns das vorstellen, könnten wir mit ihnen theoretisch eine Befruchtung in der Kulturschale durchführen. Nachdem

wir unsere Ergebnisse im Fachmagazin *Science* veröffentlicht hatten, jubelten einige Zeitungen ja bereits: Endlich können auch Schwule Kinder bekommen. Indem wir gezeigt haben, dass sich selbst aus männlichen Stammzellen Eizellen züchten lassen, haben wir dieses Szenario zumindest theoretisch möglich werden lassen. In der Praxis würden die mangelnde DNA-Qualität und die zu erwartende fehlerhafte Reprogrammierung der Körperzellkerne

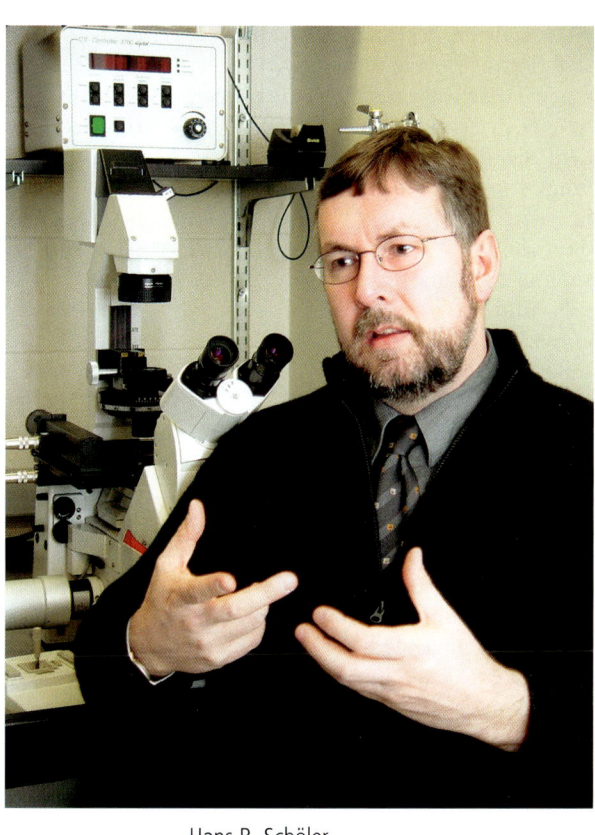

Hans R. Schöler

allerdings zu solchen Komplikationen führen, dass man im wahrsten Sinne des Wortes ein Problem in die Welt setzen würde. Besäßen die schwulen Partner allerdings Nabelschnurblut, das ja ihre eigenen embryonalen Stammzellen enthält, wäre ich mir schon nicht mehr so sicher, ob aus diesen letztendlich nicht doch ein lebensfähiger Mensch hervorgehen kann.

Wollen Sie damit sagen, dass zukünftig eine Fortpflanzung ohne weibliches Zellmaterial denkbar ist?

Natürlich ist das noch Zukunftsmusik, aber theoretisch ausschließen würde ich diese Möglichkeit nicht.

Das Interview führten Anke Brodmerkel und Jörg Michel. Aus: Berliner Zeitung vom 25. Juni 2003

Deutschland – bevorzugter Standort zukunftsgerichteter Grundlagenforschung in der Biotechnologie

23. Dezember 2003 – Zur Rückkehr des in den USA forschenden Stammzellbiologen Hans Schöler nach Deutschland als Direktor am Max-Planck-Institut für Vaskuläre Biologie in Münster erklärt die stellvertretende Vorsitzende der CDU/CSU-Bundestagsfraktion, Prof. Dr. Maria Böhmer MdB:

Dies ist ein guter Tag für Deutschland und für die Forschung in unserem Land. Ich gratuliere Hans Schöler zu seiner Berufung als Direktor am Max-Planck-Institut für Vaskuläre Biologie in Münster. Ich freue mich, dass Schöler, den wir vor einem Jahr als Mitglied des wissenschaftlichen Beirates für Bio- und Gentechnologie der CDU/CSU-Bundestagsfraktion gewinnen konnten, sein wissenschaftliches Werk in

Zentren biomedizinischer Forschung

Deutsches Krebsforschungszentrum Heidelberg
www.dkfz-heidelberg.de

Max-Planck-Institut für Molekulare Biomedizin Münster
www.mpi-muenster.mpg.de

Institute of Plant Genetics and Crop Plant Research (IPK), Leibniz-Institute, Gatersleben
www.ipk-gatersleben.de

Universität Bonn
www.uni-bonn.de
www.molbiomed.uni-bonn.de

Whitehead Institute for Biomedical Research, MIT / Cambridge, Massachusetts
www.wi.mit.edu

Deutschland fortsetzen wird. Mit der Rückkehr Schölers verbinden sich drei gute Botschaften:

1. Der Brain-Drain ist keine Einbahnstraße sondern umkehrbar. Ein Wissenschaftler ersten Ranges kehrt den USA den Rücken und zeigt, dass das Abwandern kluger Köpfe der Wissenschaft aus Deutschland nicht zwingend ist.

2. Die Entscheidung Schölers unterstreicht, dass die Embryonenschutz- und Stammzellgesetzgebung hierzulande kein Forschungshindernis darstellt, sondern sehr wohl eine wegweisende und zukunftsgerichtete Grundlagenforschung erlaubt. Mit dieser Gesetzgebung haben wir einen Rahmen gesetzt, innovative Wege zu beschreiten und ethische Grenzen zu achten. Die Arbeit Schölers lässt hoffen, dass es gelingt, in der Forschung neue Perspektiven zu entwickeln, sodass keine Embryonen für die Forschung und für die therapeutische Anwendung verbraucht werden müssen.

3. Der Standort Deutschland ist gestärkt. Dies spricht für die deutschen Forschungsbedingungen, die besser sind als ihr Ruf. Dennoch gilt es, die Strukturen für Wissenschaft und Forschung deutlich zu verbessern. Wir brauchen Innovationen in unserem Land, um in einer globalisierten Welt in der ersten Liga zu spielen und Wachstum in Deutschland zu ermöglichen.

CDU/CSU-Fraktion im Deutschen Bundestag.

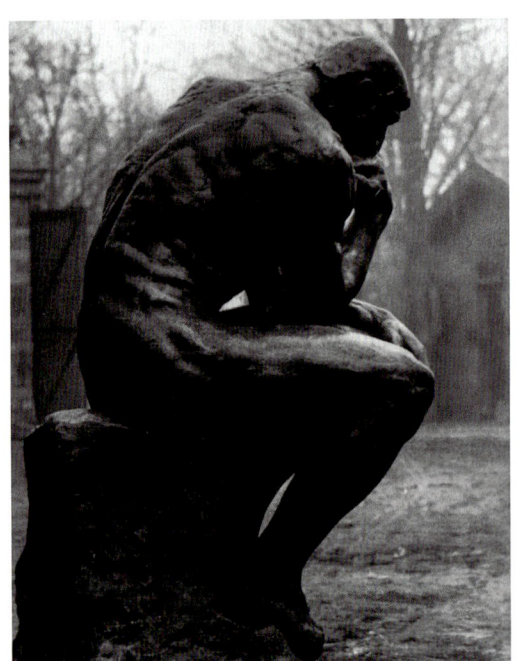

Auguste Rodin, Der Denker (1880)

Adrienne Weigl

Bioethische und biopolitische Folgen der Forschungsergebnisse Hans R. Schölers

Adrienne Weigl ist Mitarbeiterin des John Henry Newman-Instituts für christliche Weltanschauung in Penzberg

Einleitung

Am 1. Mai 2003 veröffentlichte das Forscherteam um den an der Universität Pennsylvania arbeitenden deutschen Forscher Hans R. Schöler einen Artikel in *Science Express* (Online), in dem sie die offensichtliche Entwicklung von Eizellen aus Stammzellen in vitro beschrieben.* Weiter hatten die Eizellen sich allem Anschein nach spontan zu frühen Embryonen des Morula- und Blastozystenstadiums weiterentwickelt. Die nahe liegende Vermutung Schölers ist, dass es sich um Parthenogenese handelt. [...]

Ursache für die allgemeine Aufregung sind drei Punkte: – Die Möglichkeit, auf Eizellspenden in größerem Umfang u.U. völlig verzichten zu können. – Die Behauptung, Stammzellen hätten sich in dem Versuch als »totipotent« erwiesen. – Die Möglichkeit, Embryonen zu erzeugen, die durch einen genetischen Defekt nur sehr beschränkt entwicklungsfähig sind.

1. Eizellen aus Stammzellen

[...] Es scheint in erreichbare Nähe gerückt, Klonen und Abtöten menschlicher Embryonen zu Forschungs- und Heilungszwecken auf der Basis von in vitro hergestellten Eizellen vorzunehmen. Eizellspenden würden voraussichtlich nur in begrenztem Umfang nötig sein. Das Argument, man müsse, um therapeutisch sinnvoll Stammzellen aus Embryonen erzeugen zu können, Frauen in großem Umfang zur Eizellspende heranziehen, und dies degradiere sie zu biotechnischen Basisproduzenten, wird damit im Großen und Ganzen hinfällig. [...]

2. Der Begriff »Totipotenz«

Da sich die in vitro hergestellten Eizellen allem Anschein nach zu (parthenogenetischen) Embryonen weiterentwickelten, spricht Schöler von einer Totipotenz der Ausgangs-Stammzellen.

Begriffsverwirrungen

Der Begriff »Totipotenz« wird nicht einheitlich gebraucht, ist aber zugleich ein Begriff von nicht geringem ethischen (und auch juristischem) Gewicht. Zur Einschätzung des von Schöler Behaupteten und seiner bioethischen bzw. biopolitischen Auswirkungen ist eine genaue Begriffsunterscheidung hier notwendig.

In einem Bericht der National Bioethics Advisory Commission (NBAC) der Vereinigten Staaten von Amerika [2] werden zwei Hauptverwendungen des Begriffs »totipotent« festgestellt: Totipotent beschreibt dann in einer Wortbedeutung die Fähigkeit einer Zelle, unter Weiterentwicklung alle Zelltypen zu bilden, die ein Organismus enthält – wir möchten das im Folgenden Totipotenz 1 nennen. Pluripotenz ist demgegenüber nur die Fähigkeit, viele Zelltypen des Organismus zu bilden. In einer anderen Wortbedeutung beschreibt »totipotent« die Fähigkeit, »sich in einen vollständigen Organismus zu entwickeln« und »pluripotent« die Fähigkeit, alle verschiedenen Zelltypen zu bilden. Dieses Verständnis möchten wir im Folgenden Totipotenz 2 nennen.

[...]

Während der Artikel in Science »Totipotenz« noch im Sinne von Totipotenz 1 gebraucht, behauptet Schöler in Interviews und Gesprächen auch eine Totipotenz im Sinne von Totipotenz 2, also des vom Embryonenschutzgesetz verwendeten Begriffsverständnisses der Fähigkeit zur Bildung eines ganzen Organismus. Hätte Schöler damit recht [...], müsste man Stammzellen allgemein als totipotent bezeichnen. Und da sich Schöler anheischig macht, irgendwann auch adulte Stammzellen zu Eizellen zu machen, gälte das für embryonale wie adulte Stammzellen.

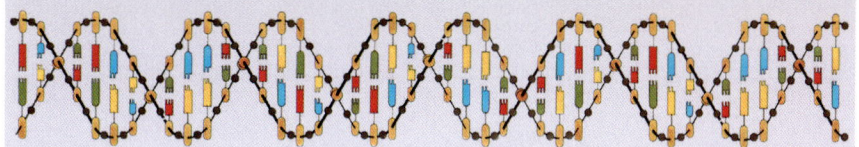

Dann könnte aber die Schutzwürdigkeit durch den Menschenwürdegrundsatz nicht mehr an der Begrifflichkeit der Totipotenz festgemacht werden, mit der sie im Moment zumindest assoziativ verbunden ist. Es herrscht wohl Einhelligkeit, dass adulte Stammzellen nicht als solche dem unbedingten Schutz des Grundgesetzes unterliegen. Wenn sie aber totipotent wären, warum sollte dann umgekehrt die – totipotente – Zygote oder die – totipotente – Zelle der Anfangszeit eines Embryos geschützt werden? […]

In unserem Fall ging es um die Abgrenzung bestimmter Zellen (Zygote; Zellen bis zum 8-Zell-Stadium) von anderen. Von diesen Zellen gilt, dass sie eine andere Zukunft haben, als andere Zellen, wenn sie sich im natürlichen Umfeld des Mutterkörpers befinden: Sie haben eine Zukunft *als* Embryo, Fetus, Säugling und erwachsener Mensch. Von daher rührt die Arbeits-Definition für »totipotent«. Sie grenzt diese Zellen klar ab von der normalen einzelnen Stammzelle, die keine Zukunft als Säugling usw., sondern nur möglicherweise eine Zukunft *in* einem Säugling usw. hat.

Hier zeigt sich schon, dass das von dem Begriff »Totipotenz« Angezielte nicht einfach identisch ist mit dem in der bisher funktionierenden Definition Ausgesagten. Angezielt ist, dass diese Zellen einen völlig anderen Status haben, als etwa die einzelne Körperzelle oder die einzelne Stammzelle. Stammzellen und Körperzellen sind Zellen in einem Organismus. Es gibt in der Welt aber auch Zellen, die sind selbst der ganze Organismus. Alle Einzeller gehören dazu. Aber auch jene Zellen, die am Beginn der Selbst-Entwicklung eines Mehrzellers stehen. Lebewesen werden ja nicht zusammengebaut, sie entwickeln sich als lebendige durch viele Stadien hindurch. Dasselbe Lebewesen, das heute mündiger Bürger ist, war so einmal Kind, Säugling, Fetus, Embryo – und Zygote. Hier ist eine Grenze, vor der dieses menschliche Lebewesen noch nicht war, denn vor der Zygote stoßen wir auf (zwei verschiedene) Zellen, die wieder nur Zellen in einem Körper sind: Die Keimzellen der Eltern.

Selbst der ganze Organismus zu sein, ist der Grund für jene Zukunftsperspektive, die mit dem Begriff »To-

tipotenz« angezielt ist. Weil sie für sich genommen das Ganze sind (lat. *totum*), können sie auch in Zukunft das Ganze sein, entwickelt sich aus ihnen der Körper des Kindes und Erwachsenen. Genau genommen ist Totipotenz also nicht die Fähigkeit, sich zu einem vollständigen Organismus entwickeln zu können, sondern sich zur Vollform desjenigen Organismus entwickeln zu können, der das Lebewesen je schon ist.

3. Ein Angehöriger der Art Mensch ist ein Mensch und hat Menschenwürde: Parthenogenese ist kein Freibrief zur Vernutzung

Dass eine totipotente Zelle eine spezifische Zukunft hat, die etwas über ihren Status in der Gegenwart aussagt, bedeutet eine eindeutige Zielgerichtetheit: Eine menschliche Zygote hat keine Wahl, entweder sie lebt und entwickelt sich weiter als Mensch oder sie stirbt. Von Anfang an ist sie ein Lebewesen mit der grundsätzlichen Fähigkeit zur Selbsterhaltung in der natürlichen Umgebung (Mutterleib), und zwar ein Lebewesen, das der Art Mensch zugehört. Dass dieses Lebewesen sich noch nicht zur Vollform und zum Gebrauch aller artspezifischen Fähigkeiten weiterentwickelt hat, ändert daran nichts. Wenn man in guter alter Tradition des Menschenwürdeethos Menschenwürde jedem Angehörigen der Art Mensch zugesteht, dann hat die Zygote nicht mehr und nicht weniger Menschenwürde als der spätere erwachsene Mensch. Die Zielgerichtetheit der totipotenten Zelle bedeudet aber nicht Zielsicherheit. Schädigung und Krankheit können den Entwicklungsweg jedes Lebewesens zu jeder Zeit durch den Tod beenden. Das ändert aber nichts daran, was dieses Lebewesen ist, ob Katze, Elefant oder Mensch. Auch schwerste genetische Defekte ändern daran nichts. Ein Fetus, der durch einen Entwicklungsfehler keine Lunge besitzt, wird die Geburt nicht überleben, ein Säugling, der keine Verdauungsorgane besitzt, wird ebenfalls nicht lange überleben. Dennoch sind sie

Angehörige der Art Mensch und dürfen in ihrer Menschenwürde nicht angetastet werden, d.h. auch nicht verzweckt und nicht zum Nutzen anderer verbraucht werden.

[…]

Der parthenogenetisch erzeugte Embryo ist nicht ein Menschenaffe mit der natürlichen Lebenszeit weniger Wochen, sondern ein Mensch mit der durch anerzeugte Schädigung verkürzten Lebenszeit weniger Wochen. Damit hat sich mit der – wahrscheinlichen – Parthenogenese in Schölers Petrischalen ethisch nichts geändert. Der Status dieser Embryonen ist nicht anders als der Status anderer Embryonen.

© 2001 Zeitecho.de

*K. Hübner/G. Fuhrmann/L.K. Christenson et al., Derivation of Oocytes from Mouse Embryonic Stem Cells. Inzwischen ist der Artikel auch in der Printversion von »Science« vom 23. Mai 2003 erhältlich.

Adrienne Weigl kritisiert die Forschung und Vermarktung von Stammzellen. Versuchen Sie, ihre Argumentation nachzuvollziehen (Exzerpt). Welche Folgen hätte die Freigabe der Forschung für unser Menschenbild (Thesen).

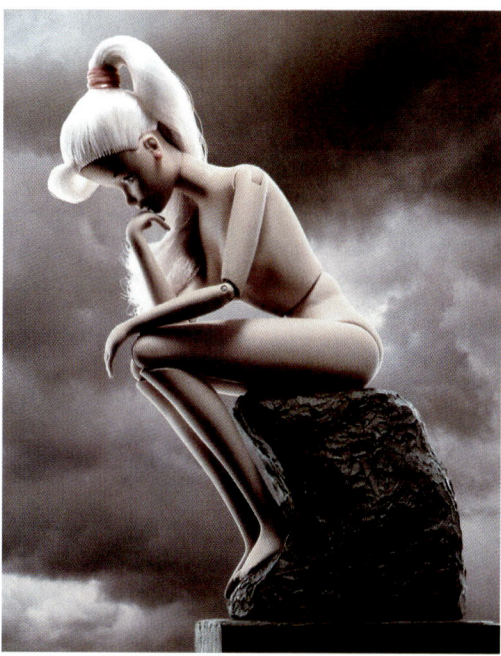

Barbie als Denkerin

Christina Berndt

Südkoreanische Forscher melden Erfolg: Erstmals menschliche Embryos geklont

Wissenschaftler wollen daraus gewonnene Stammzellen nur zu therapeutischen Zwecken nutzen

In Südkorea haben Wissenschaftler erstmals zweifelsfrei menschliche Embryos durch Klonen hergestellt. Die Forscher der Nationaluniversität in Seoul betonten am Donnerstag, dass sie die Technik nicht benutzen wollten, um ein Klon-Baby zu erzeugen. Vielmehr haben sie die dreißig Klone zu medizinischen Zwecken herangezüchtet und aus einem von ihnen embryonale Stammzellen gewonnen. Solche könnten eines Tages zur Heilung schwerer Krankheiten eingesetzt werden, wie Ärzte hoffen. Die Stammzellen aus Klonen hätten dabei den Vorteil, dass sie vom Patienten nicht abgestoßen werden.

Mediziner hoffen, dass mit Hilfe embryonaler Stammzellen künftig Patienten mit Parkinson, Herzinfarkt, Diabetes vom Typ I oder Rückenmarksverletzungen geheilt werden können. Denn Zellen von Embryos können sich zu allen möglichen Geweben entwickeln und können deshalb auch defekte Muskel- oder Nervenzellen ersetzen. Doch die Hoffnungen wurden immer wieder gedämpft: Weil solche Zellen aus einem Embryo gewonnen werden – wie er in manchen Ländern bei künstlicher Befruchtung übrig bleibt –, ist ihre Herstellung ethisch umstritten. Zudem stammen sie aus Sicht des Patienten von einem Fremden. Daher würde sie der Kranke, dem sie eigentlich helfen sollen, vermutlich abstoßen.

Die Wissenschaftler in Südkorea bieten nun eine Lösung für das zweite Problem an. Erstmals haben sie menschliche Ersatzzellen produziert, die bei einer einzelnen Patientin keine Abstoßungsreaktion hervorrufen würden. Denn die Zellen wurden aus einem Embryo gewonnen, der der Klon dieser Frau ist. Wie die Forscher um Woo Suk Hwang und Shin Yong Moon von der Nationaluniversität Seoul in der Online-Ausgabe des Fachmagazins *Science* berichten, haben sie 16 Frauen Eizellen entnommen. Die Eizellen wurden nicht befruchtet, sondern mit Körperzellen derselben Frauen zu Embryos geklont. Die Embryos haben also keinen Vater, sondern enthalten ausschließlich das Erbgut der Mutter. Sie sind exakte genetische Kopien.

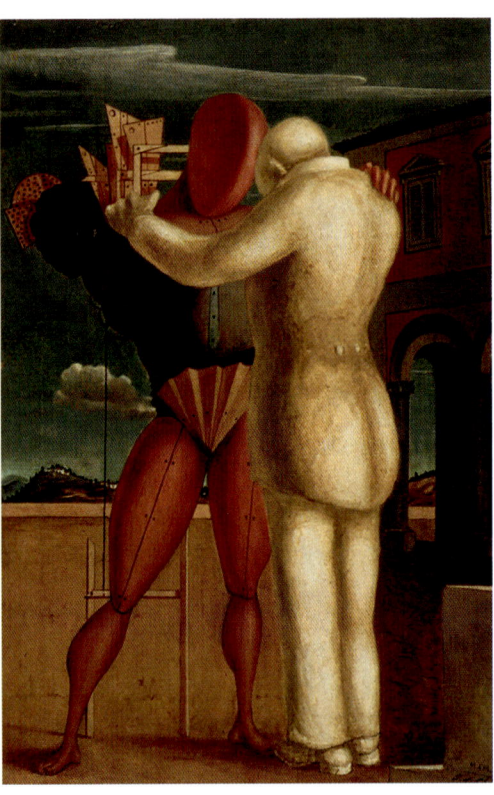

Giorgio De Chirico, Der verlorene Sohn (1920)

Die Arbeit, die international als hervorragende Forschungsleistung gewertet wird, wirft aber auch ein Dilemma auf. Denn sie öffnet keineswegs nur »die Tür für die Anwendung dieser Zellen in der Transplantationsmedizin«, wie die Wissenschaftler schreiben. Zugleich liefert sie eine detaillierte Arbeitsanweisung dafür, wie man einen Menschen klont. Schließlich können die frühen Embryos, aus denen die Stammzellen gewonnen wurden, theoretisch auch in der Gebärmutter einer Frau zu einem Baby heranwachsen.

Aus: Süddeutsche Zeitung vom 13. Februar 2004

Wolfgang Wodarg

Die koreanische Lüge

Was die Klon-Forscher verschweigen

Wolfgang Wodarg ist Mediziner, Mitglied des Deutschen Bundestages und Sprecher der SPD in der parlamentarischen Enquete-Kommission »Ethik und Recht der modernen Medizin«. Er kritisiert den seiner Ansicht nach unseriösen Forschungsansatz der Koreaner.

Als jetzt am Donnerstag bekannt wurde, dass ein südkoreanisches Forscherteam erstmals menschliche Embryonen geklont hat, aus denen eine Stammzelllinie gewonnen werden konnte, rückte plötzlich in greifbare Nähe, was bislang nur eine theoretische Möglichkeit war: die Schaffung menschlicher Klone, die einzig und allein als Ausgangsmaterial für Forschung und Therapie dienen sollen. Erstmals in der Geschichte der Menschheit wird damit menschliches Leben bewusst zum Zweck des Verbrauchs und der Vernutzung erzeugt. Es ist eine bittere Ironie der Geschichte, dass diese Ergebnisse ausgerechnet am 200. Todestag Immanuel Kants publiziert wurden, der durch seine praktische Philosophie den Grundstein des modernen Menschenwürde-Gedankens gelegt hat.

Neben der Problematik, die mit der Verzweckung menschlicher Embryonen verbunden ist und die bereits ausführlich diskutiert wurde, weist die embryonale Stammzellforschung noch andere, bislang wenig beachtete ethische Dimensionen auf. So darf man sich die Frage stellen, ob es eigentlich legitim sein kann, für eine derart bedenkliche Technik mit Heilsversprechen zu werben, die ebenso groß sind wie unrealistisch.

Bei vielen der Krankheiten, die genannt werden, um dem so genannten »therapeutischen Klonen« Akzeptanz in der Öffentlichkeit zu verschaffen, macht der von außen zugeführte Zell- oder Gewebeersatz nur wenig Sinn. Das gilt etwa für eine Volkskrankheit wie Diabetes mellitus, die in letzter Zeit immer wieder dafür herhalten musste,

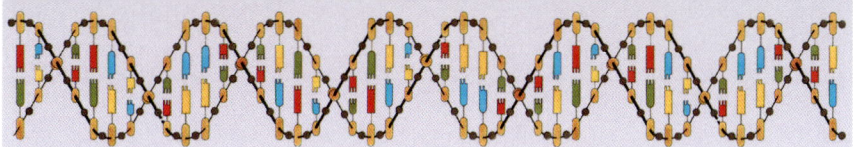

das »therapeutische Klonen« zu propagieren. Diabetes mellitus ist im weitesten Sinn eine Autoimmunerkrankung, bei der der Körper die eigenen Inselzellen angreift und vernichtet oder bei der zumindest die Erkennungs- und Kommunikationsprozesse zwischen den Zellen nicht funktionieren.

Zerstörte Inselzellen können vielleicht durch Zellen aus geklonten Embryonen ersetzt werden, mit den Ersatzzellen wird aber dasselbe wie mit den körpereigenen geschehen. Wo die »Verständigung« schon zwischen den Zellen des eigenen Körpers nicht funktioniert, da wird sie erst recht nicht mit fehlerhaften Klonzellen funktionieren. Ähnliches gilt für die Alzheimererkrankung, bei der das Gehirn durch Eiweißablagerungen geschädigt wird. So lange man nicht versteht, warum das passiert, hilft es wenig, immer wieder Ersatzgewebe zuzuführen. Und verlorene Erinnerungen wird man damit ohnehin kaum wiederherstellen können.

Der Ansatz der Stammzellforschung gleicht hier dem Vorgehen eines Autofahrers, der jeden Morgen über einen Haufen Nägel fährt, die in seiner Einfahrt liegen, und der das Problem dadurch zu lösen versucht, dass er nicht die Nägel beseitigt, sondern immer wieder neue Reifen aufzieht. Leider ist solches Denken für die moderne Biomedizin nicht ganz untypisch. Nicht nur in diesem Fall zeigt sich, dass Biowissenschaftler durch die enorme Konkurrenz auf dem Wissenschaftsmarkt heute immer öfter bereit sind, wenig sinnvolle Wege zu beschreiten, bloß weil eine bestimmte Forschungsrichtung gerade in Mode ist oder weil man der erste sein kann, der etwas Spektakuläres tut.

Allerdings gibt es auch seriösere Anwendungsbereiche, so die Reparatur von Herzgewebe nach einem Herzinfarkt. Hier erweist sich die Arbeit mit adulten Stammzellen aber schon heute als wesentlich erfolgversprechender und realistischer als die mit embryonalen.

Überhaupt scheint es sinnvoller, die Differenzierungs- und Programmierungsmechanismen von Zellen grundlegend zu studieren, um Selbstheilungsprozesse anregen und steuern zu lernen. Derartige Grundlagenforschung lässt sich mit adulten Stammzellen und mit den bereits existierenden embryonalen Stammzelllinien, die nach Deutschland importiert werden dürfen, problemlos ins Werk setzen. Spektakuläre Klonexperimente sind dafür nicht erforderlich. Vielleicht ist der geheime Motivationshintergrund der Klonforschung so am Ende nicht eine rationale Überlegung, sondern der moderne Mythos, alles lasse sich in beliebiger Weise technisch reproduzieren und ersetzen.

Dieser Mythos birgt auch für die möglichen Empfänger von geklontem Ersatzgewebe unwägbare Risiken. Alle bisherigen Klonexperimente haben be-

Die Bekenntnisse des Klonpioniers Hwang Woo-suk bei seinem ersten Auftritt während einer Konferenz der »American Association for the Advancement of Science« (AAAS), dem weltweit größten Wissenschaftlertreffen, in Seattle.

wiesen, dass die Reprogrammierung von Zellkernen in das Embryonalstadium ein Vorgang ist, der mit zahllosen Fehlern behaftet ist. Wie sich derart geklonte Zellen im Körper eines Patienten verhalten werden, kann niemand kalkulieren. Es wäre daher unverantwortlich, sie einzusetzen.

Auf internationaler Ebene wird das südkoreanische Experiment die Verhandlungen um das weltweite Klonverbot der UN neu beleben, die im November – auch mit der Stimme Deutschlands – um ein Jahr vertagt wurden. Grund war die Befürchtung, eine Konvention könne daran scheitern, dass es keine Einigkeit gibt, ob man nur das »reproduktive« oder auch das so genannte »therapeutische« Klonen verbietet. Dass in der Zwischenzeit Fakten geschaffen werden, hinter die es kein Zurück mehr gibt, ist aber vielleicht das eigentliche Scheitern der Konvention. Die südkoreanischen Versuche werden nun in vielen Ländern wiederholt werden. Bis zur Wiederaufnahme der UN-Verhandlungen am Ende dieses Jahres wird es weltweit sicherlich schon Hunderte geklonter Embryonen geben.

Möglicherweise werden jetzt Stimmen laut, man solle sich nun erst recht auf ein Verbot des »reproduktiven Klonens« beschränken, um wenigstens das Schlimmste zu verhindern. Die Idee, zwischen Klonen und Klonen zu unterscheiden, erweist sich aber gerade mit den Forschungsergebnissen aus dem Fernen Osten einmal mehr als trügerisch. Die südkoreanischen Wissenschaftler haben die präzise Anleitung dafür geliefert, wie man menschliche Embryonen klont. Sie einer Frau zu implantieren und heranwachsen zu lassen, ist nun die leichteste Übung. Ein Bann, der nur das »reproduktive«, nicht aber das »therapeutische« Klonen trifft, ist kein Verbot des Klonens, sondern das Verbot, einen geklonten Embryo zu implantie-ren und heranwachsen zu lassen. Da die Implantation für den Embryo die einzige Überlebenschance ist, wäre ein halbiertes Klonverbot nichts anderes als die Anweisung, geklonte Embryonen zu vernichten.

Ohnehin ist die Abgrenzung des »reproduktiven« gegen das »therapeutische Klonen« ideologisch schon höchst aufgeladen. Denn was geschieht beim so genannten »therapeutischen Klonen«? Da wird ein Embryo – ein Mensch in der frühsten Phase seiner Existenz – geschaffen, um ihn zu Forschungs- oder Therapiezwecken sofort wieder zu vernichten. Wird dabei aber etwa kein Mensch »reproduziert«?

Wer hier Nein sagt, wer sagt, dass »Reproduktion« erst gegeben ist, wenn der embryonale Mensch sich zu einem Fötus oder zu einem geborenen Menschen weiterentwickelt hat, der behauptet letztlich, dass ein menschlicher Embryo gar kein menschliches Lebewesen sei. Genau diese Behauptung dürfte aber mit einem umfassenden Verständnis von Menschenwürde, wie es auch unserer Verfassung zugrunde liegt, kaum vereinbar sein. […]

Aus: Süddeutsche Zeitung vom 14. Februar 2004

»Selektion ist nicht akzeptabel«

Interview mit Herta Däubler-Gmelin

Herta Däubler-Gmelin, geb. 1943, Dr. jur., Rechtsanwältin und Politikerin (SPD) war von 1998 bis 2001 Bundesjustizministerin. Sie beschäftigt sich intensiv mit den ethisch-rechtlichen Fragen, die sich bei biomedizinischer Forschung stellen.

Die Zeit: Sie vertreten in der biopolitischen Diskussion einen sehr eindeutigen Standpunkt.

Däubler-Gmelin: Ich befasse mich in der Tat seit Jahren mit solchen Fragen und bringe […] auch meine persönlichen Überzeugungen in die Diskussion ein. Am Beginn steht für mich die Frage: Ist der Embryo als Verschmelzung von Samenzelle und Ei der Beginn werdenden menschlichen Lebens oder ein Zellhaufen? Beginnt mit diesem Zeitpunkt der besondere Schutz, den unsere Verfassung vorsieht, weil er eben der früheste Zeitpunkt ist, an dem die Anlagen für einen neuen individuellen Menschen vorhanden sind? Ich halte das in der Tat für überzeugend, es gibt allerdings auch die Meinung, diesen Zeitpunkt erst auf die Nidation, also die Einnistung festzulegen. Ob nun die Verschmelzung von Samenzelle und Ei der einzig verfassungsrechtlich gebotene Zeitpunkt ist, muss noch im Detail diskutiert werden.

Warum hat die Entscheidung dieser Frage für Sie so große Bedeutung?

Weil die Forschung an menschlichen Embryonen dann ja keineswegs allein – eine möglichst freie – Grundlagenforschung ist, sondern Anwendungsforschung an menschlichem Leben. Und die unterliegt begreiflicherweise erheblichen Begrenzungen, ja muss diesen Begrenzungen unterliegen. […]

Aber abgesehen davon müssen wir zunächst erst einmal einen Konsens in der Gesellschaft dafür finden, was solche Forschungen erreichen sollen. Da geht es um die Grundsatzfrage nach Fortschritt überhaupt. Fortschritt ist nicht alles, was möglich ist, sondern das, was dem Menschen dient. »Heilen und Helfen« sollten wir deshalb als Ziel festlegen. Das schließt dann Selektieren, Züchten und Klonen als Ziele

aus und verlangt von der Wissenschaft, zunächst einmal klarzulegen, was sie durch ihre Forschung erreichen kann. Und außerdem darzulegen, warum das auf dem Weg der Forschung an adulten Stammzellen, also ohne Tabubruch nicht gehen soll.

Aber muss, um diese Frage beantworten zu können, nicht erst einmal überhaupt Forschung betrieben werden?

Entscheidend ist eben, woran. Weil Grundlagen- und Anwendungsforschung bei der Embryonenforschung zusammenfallen, kann und darf am Anfang nicht der Tabubruch stehen. Deshalb reicht auch ein zeitgeistgemäßes »Warum eigentlich nicht?« eben nicht aus. Vielmehr muss deshalb zunächst der Konsens »Heilen und Helfen« unbestritten sein mit seinem klaren Nein zu reproduktivem Klonen, zum Selektieren und zum Züchten. Und deshalb liegt jetzt die Darlegungslast bei der Wissenschaft. Sie muss erklären, warum sie auf dem Weg zum besseren Heilen von Krankheiten nicht den Weg der Forschung an adulten Stammzellen oder an tierischen Embryonen gehen kann.

Warum lehnen Sie so vehement die Präimplantationsdiagnostik (PID) ab, die genetische Untersuchung und Selektion von Embryonen aus dem Reagenzglas?

Weil hier nicht in einem bestehenden Konflikt geholfen, sondern eine Art künstlicher Schwangerschaft auf Probe erzeugt wird, die dann beendet wird, wenn der Embryo den genetischen Anforderungen nicht entspricht. Ich halte dies für falsch, aus grundsätzlichen Überlegungen heraus, weil es hier entscheidend um Selektion geht, aber auch aus anderen Gründen.

PID ist verboten. Aber es ist möglich, einen in vitro gezeugten Embryo in den Unterleib der Mutter einzusetzen, dann eine Fruchtwasserspiegelung zu machen, die vielleicht zu dem Ergebnis kommt: Dieser Embryo ist geschädigt, also lasst uns jetzt eine Abtreibung nach dem Paragrafen 218

vornehmen. **Ist dieser Weg nicht absurd? Warum also nicht gleich eine PID?**

Nochmals, eine eugenische Indikation gibt es heute nicht – Gesundheit oder Leben der Mutter müssen entsprechend in Mitleidenschaft gezogen sein. Der Unterschied liegt darin, dass bei PID eine Schwangerschaft auf Probe mit anschließender Selektion im Reagenzglas erzeugt wird, während im anderen Fall in einem existierenden Konflikt nicht bestraft wird.

Ich halte eine Schwangerschaft auf Probe nicht für akzeptabel. Schon deshalb nicht, weil ich befürchte, dass gerade das Verhältnis zu Kindern sich verändert. Stellen Sie sich vor, ein Kind erfüllt die genetischen Erwartungen doch nicht oder andere Erwartungen nicht – kann es dann damit rechnen, so akzeptiert zu werden, wie es ist?

Kernverschmelzung, Nidation, Hirntod – Anfang und Ende des Lebens lösen sich dank der Wissenschaft in etwas Prozesshaftes auf. Deshalb fordern einige Ethiker und Verfassungsrechtler einen abgestuften Grundrechtsschutz des Lebens. Ist das mit Ihnen zu machen?

Ich halte es für mehr als problematisch, zu relativieren. Eine Gesellschaft ohne Fixpunkte und eine Relativierung des Prinzips der Menschenwürde – des Grundes aller Grundrechte – kann ich nur ablehnen.

[…]

Das Interview wurde geführt von Martin Klingst, Gero von Randow und Andreas Sentker. © Die Zeit 14/2001

---

1. Aus welchen Gründen fordert die ehemalige Bundesjustizministerin Herta Däubler-Gmelin die verbindliche Klärung über den Beginn menschlichen Lebens?

2. Schreiben Sie Ihre eigene Meinung zur Präimplantationsdiagnostik auf eine Karteikarte und vergleichen Sie ihr Statement mit denen der anderen Kursteilnehmenden. Erstellen Sie eine Tabelle mit Pro- und Contra-Argumenten und treffen Sie für sich im Kurs eine Entscheidung.

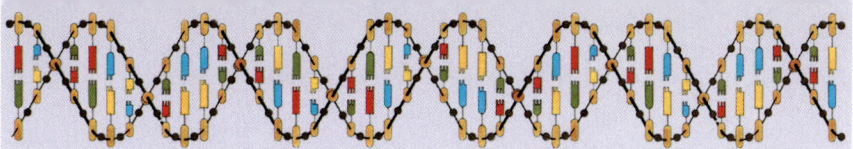

Brigitte Zypries

Wir brauchen eine Spezifikation der Werte

Rede der Bundesjustizministerin beim Humboldt-Forum »Vom Zeugen zum Erzeugen?« Verfassungsrechtliche und rechtspolitische Fragen der Bioethik am 29. Oktober 2003 in Berlin

[...]

meine sehr geehrten Damen und Herren,

die großen Fortschritte in der Genetik und der Biomedizin haben dazu geführt, dass die »Handlungsoptionen der Individuen« enorm gestiegen sind. So drückt es der Soziologe Hans Joas aus – und er fügt hinzu: Dafür fehlt uns bislang die Spezifikation unserer Werte. Das bedeutet konkret: Je mehr wir in der Lage sind, Dinge zu tun, die in Grenzbereiche dessen vorstoßen, was bislang möglich war, desto mehr müssen wir uns darüber klar sein, ob wir auch wirklich alles tun wollen, was wir könnten – und warum wir möglicherweise etwas bewusst nicht tun wollen [...]

I.

Der entscheidende Schritt vom Zeugen zum Erzeugen war, das wird im Rückblick immer klarer, die Geburt des Mädchens Louise Brown vor 25 Jahren. Mit ihr gelang die erste Invitro-Fertilisation (IvF). Bis dahin war das Geschehen der Befruchtung dem Auge und dem Zugriff des Menschen entzogen, es fand im Körper der Mutter statt. Nun konnte der entscheidende Teil des Vorgangs in die Petri-Schale verlagert werden; ein technisches Geschehen trat an die Stelle eines natürlichen Geschehens. Das Zeugen konnte im gewissen Sinn zum Erzeugen werden. Ganz neu stellt sich damit die Frage: Ist Kinderlosigkeit Schicksal? Oder ist es vielleicht eine Krankheit bzw. ein Hindernis, das technisch überwunden werden kann?

Die Verbindung von Embryo und Mutter, die bei natürlicher Befruchtung von Beginn an besteht, die sich ohne Zutun von außen entwickelt und im kleineren Teil der Fälle zur Einnistung des Embryos führt – diese Verbindung wird bei der In-vitro-Fertilisation

nun durch einen willentlichen, hoch technisierten und fehleranfälligen Akt eines Dritten, der Ärztin oder des Arztes, möglich. Dieser Akt, nämlich die Einpflanzung des Embryos, kann unterbleiben, oder er kann erst nach einer Vorauswahl, der Präimplantationsdiagnostik (PID), erfolgen. Noch nicht technisch realisierbar, aber schon denkbar ist auch der Fall, dass der Einpflanzung des Embryos seine gentechnische Veränderung vorausgeht. Und wenn der Embryo nicht eingepflanzt wird, dann kann er doch für lange Zeit am Leben gehalten werden, ohne dass die Verbindung zur Mutter hergestellt wird – wenn man ihn nämlich einfriert. Das hat dann zur Folge, dass dieser Embryo auch für andere Zwecke zur Verfügung stehen kann: [...]

Das deutsche Embryonenschutzgesetz [siehe Seite 63] hat eine eindeutige Wertebestimmung vorgenommen: Jede Herstellung und jede Verwendung eines menschlichen Embryos ist unzulässig, es sei denn, sie dient der Herbeiführung einer Schwangerschaft der betroffenen Frau.

[...] Kommen wir also zu der Frage, ob und inwieweit bereits der Embryo in vitro grundrechtlichen Schutz genießt. [...]

Angesichts dieser in jeder Hinsicht schwierigen Ausgangslage werde ich skeptisch, wenn aus unserer Verfassung, bei deren Erarbeitung die heutigen Fragen der Biomedizin nicht absehbar waren, unbedingte Antworten abgeleitet werden sollen. [...] Das Grundgesetz ist [...] keine rigide, sondern eine der Auslegung fähige und bedürftige Verfassung. Gerade die Interpretation der Grundrechte ist angesichts neuer Gefährdungs- und Konfliktlagen in hohem Maße entwicklungsfähig – auch ohne eine ausdrückliche Veränderung des Normtextes. Dies hat Folgen für die Auslegungsmethoden: Wenn Text und Entstehungsgeschichte des Grundgesetzes die Antwort nicht eindeutig vorgeben, ist es nicht nur legitim, sondern auch geboten, die Folgen der unterschiedlichen Auslegungsalternativen mitzu-

bedenken. [...] *Dies alles spricht nach meiner Auffassung dafür, dass dem Gesetzgeber bei der Wahrnehmung seines Schutzauftrags für das menschliche Leben ein Spielraum verbleiben muss – ein Spielraum, bei dessen Ausfüllung er allerdings auch Vorsicht walten lassen muss.* [...]

Wann beginnt die Schutzpflicht? Wann beginnt menschliches Leben? Ist auch der Embryo in vitro geschützt?

Dem Gesetzgeber muss zur Wahrnehmung seines Schutzauftrags für das menschliche Leben ein Spielraum verbleiben.

Das Bundesverfassungsgericht musste diese Frage in seinen Entscheidungen zum Schwangerschaftsabbruch nicht beantworten, weil sich die Rechtsfragen, die mit dem Schwangerschaftsabbruch zusammenhingen, erst nach Abschluss der Einnistung des befruchteten Eies in der Gebärmutter stellen. *Das Gericht spricht aber davon, dass es nahe liegt, dass das menschliche Leben bereits mit der abgeschlossenen Verschmelzung von Ei und Samenzelle, also mit der Entstehung des Embryos, beginnt.* Ich halte es für richtig, den grundrechtlichen Schutz des Lebens aus Art. 2 Abs. 2 Grundgesetz zu diesem frühest möglichen Zeitpunkt beginnen zu lassen. Auch in vitro ist der Embryo kein beliebiger Zellhaufen, über den Eltern, Mediziner und Forscher nach Gutdünken verfügen könnten. Sie dürfen ihre grundrechtliche Freiheit nicht losgelöst von der Verantwortung für den Embryo ausüben. Eine schrankenlose Zulassung der Präimplantationsdiagnostik und der Gewinnung von embryonalen Stammzellen würde den verfassungsrechtlichen Spielraum des Gesetzgebers überschreiten.

Das Recht auf Leben wird durch das Grundgesetz nicht absolut geschützt.

Das Recht auf Leben wird durch das Grundgesetz jedoch nicht absolut geschützt [...] Auf Grund eines Gesetzes darf in dieses Recht eingegriffen werden. Dieser Gesetzesvorbehalt ermöglicht es, den Schutz des Lebens abzustufen, ihn mit fortschreitender Verkörperung anwachsen zu lassen […]. Das Recht auf Leben lässt also einen Spielraum für Abwägungen mit den Grundrechten der Eltern und der Forscher.

Die Menschenwürde ist demgegenüber absolut geschützt. […] Gerade wegen dieses absoluten Schutzes müssen wir die Frage, ob bereits dem Embryo in vitro Menschenwürde zukommt, besonders sorgfältig prüfen. […]

Was die Menschenwürde ausmacht, ist umstritten, seit es dieses Grundrecht gibt. Ganz gewiss gehört dazu der Respekt vor dem Eigenwert jeder Person und jeder individuellen Existenz. Genauso wie die Möglichkeit der Eigenverantwortung und der selbstbestimmten Lebensgestaltung. Jeder Mensch hat seine Würde und den Anspruch darauf, dass diese respektiert wird; und zwar unabhängig von seiner geistigen und körperlichen Entwicklung, von persönlicher Lebensleistung oder einer erfolgreichen Identitätsbildung.

Die befruchtete Eizelle, der Embryo in der Petrischale, hat lediglich die Perspektive, das auszubilden, was ich eben als die wesentlichen Bestandteile der Menschenwürde beschrieben habe. Die Frage ist nun: Genügt dieses Potenzial für die Zuerkennung von Menschenwürde im Sinne des Artikels 1 Grundgesetz? Lassen Sie mich die wesentlichen Gesichtspunkte nennen, die uns zur Antwort führen: Erstens ist es die Funktion der Grundrechte. Sie sind Abwehrrechte gegenüber staatlichem Handeln, sie sind Ausdruck unserer Wertordnung, sie begründen aber auch

Henri Matisse, Compositions
(Les Velours, 1947)

Schutzpflichten des Staates. Gerade auf diese Schutzpflicht wäre der in vitro erzeugte Embryo angewiesen, um seine Menschenwürde zu verwirklichen. Er wäre nicht nur auf den Staat angewiesen, sondern vor allem auf eine austragungsbereite Frau. Hierzu kann der Staat niemanden verpflichten. Deutlich wird dies, wenn wir uns zweitens klar machen, dass diese Konstellation nicht nur beim in vitro erzeugten Embryo besteht, sondern zum Beispiel auch bei der Anwendung der Spirale zur Verhütung. Auch hier wird die befruchtete Eizelle daran gehindert, sich einzunisten und sich zu entwickeln. Wir müssen also aufpassen, dass wir den Grundrechtsschutz nicht auf etwas richten, was wir realistischerweise nicht erfüllen können. *Solange sich der Embryo in vitro befindet, fehlt ihm eine wesentliche Voraussetzung dafür, sich aus sich heraus zum Menschen oder […] ›als‹ Mensch zu entwickeln. Die lediglich abstrakte Möglichkeit, sich in diesem Sinne weiter zu entwickeln, reicht meines Erachtens für die Zuerkennung von Menschenwürde nicht aus.*

Die abstrakte Möglichkeit des Embryos in vitro, sich als Mensch zu entwickeln, reicht für die Zuerkennung von Menschenwürde nicht aus.

II.

Lassen Sie mich zunächst am Beispiel der Präimplantationsdiagnostik (PID) skizzieren, was ich damit meine.

Bei der PID handelt es sich um die genetische Untersuchung von künstlich befruchteten Embryonen in der

Petrischale. Dabei wird das Ziel verfolgt, genetische Störungen oder andere Merkmale zu erkennen und die kranken oder unpassenden Embryonen auszusortieren und nur die anderen einzupflanzen.

Die PID ist derzeit verboten, es wird jedoch zum Beispiel von Teilen des nationalen Ethikrates gefordert, sie zu erlauben.

Die Befürworter der PID weisen, wie ich schon angedeutet habe, grundsätzlich zutreffend darauf hin, dass das Verbot dieser Diagnostik in die Entscheidungsfreiheit der Eltern eingreife. Namentlich wird argumentiert, das Verbot zwinge eine Frau praktisch dazu, sich einen möglicherweise genetisch geschädigten Embryo transferieren zu lassen. Später, nach Pränataldiagnostik, dürfe der Fötus dann aufgrund einer medizinischen Indikation abgetrieben werden. Allerdings unter er-

Die Frage nach dem Umgang mit Behinderungen und Krankheit nimmt uns die PID nicht ab.

heblich größeren Belastungen und gesundheitlichen Gefahren für die Frau. Ich denke, diese Gründe für die Zulassung der PID sind achtbar. Als weiteres Argument für die PID wird angeführt, dass man auf diesem Weg auch so genannte »Spätabtreibungen« vermeiden könne.

[…] Nach dieser Sichtweise wäre die PID praktisch eine vorverlagerte Pränataldiagnose, aber dazu und damit auch zur Abtreibungssituation sehe ich vor allem zwei gravierende Unterschiede. Zum einen ist ein Schwan-

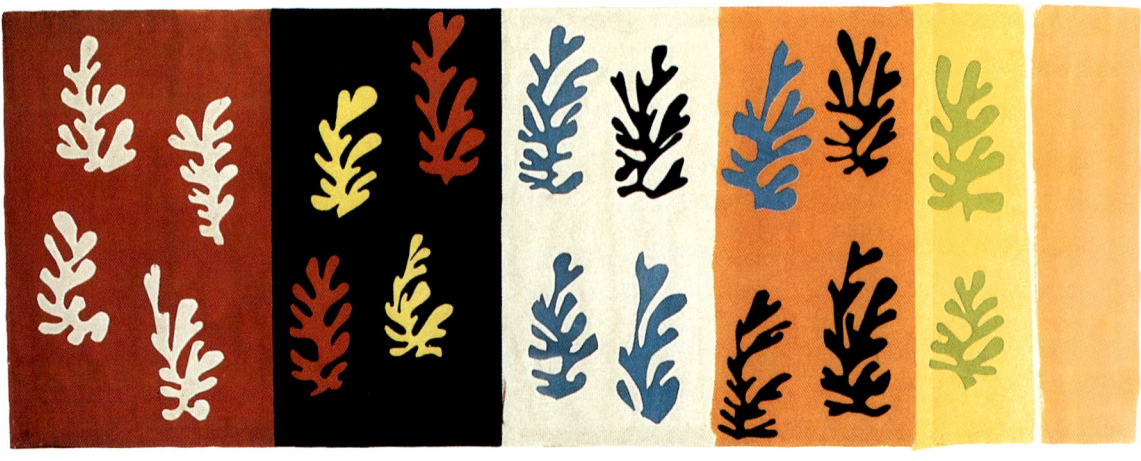

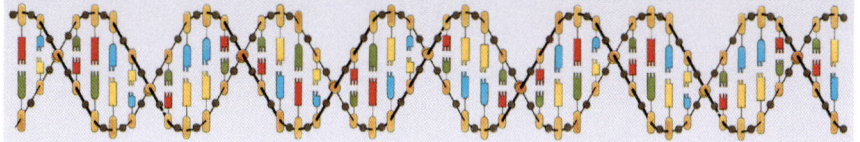

gerschaftsabbruch der letzte Ausweg aus einem anders nicht mehr lösbaren Konflikt zwischen den Interessen der Frau und denen des Kindes. Denken Sie bitte daran, dass unser Recht keine embryopathische Indikation kennt. Dass die Realität manchmal anders – gelegentlich vielleicht sogar gesetzwidrig – aussieht, kann ja nicht bedeuten, dass wir von unserer rechtlichen Wertung abrücken. Und diese Wertung lautet nun einmal: Eine genetische Schädigung des Embryos allein rechtfertigt noch keinen Abort, sie muss gleichzeitig schwerwiegende Beeinträchtigungen für die Frau bedeuten. Nur diese Konfliktlage kann ei-

So schwer es für den Einzelnen sein mag, es gibt Fälle, in denen ist Kinderlosigkeit ein Schicksal, dem wir trotz aller wissenschaftlichen und technischen Möglichkeiten nicht entrinnen können und sollten.

nen Schwangerschaftsabbruch zulässig machen. Die künstliche Erzeugung von Embryonen, um sie der PID zu unterziehen, führt hingegen erst den Konflikt herbei, der dann gegebenenfalls zu Lasten des Embryos gelöst wird.

Zum anderen: Im Gegensatz zur pränatalen ist eigentliches Ziel der Präimplantationsdiagnostik nicht die Verwerfung geschädigter, sondern die

Auswahl geeigneter Embryonen, also positive Eugenik. *Mit der PID beanspruchen wir die Entscheidung darüber, welches menschliche Leben sich fortentwickeln darf. Das haben wir uns aus, wie ich meine, guten Gründen bislang nicht zugetraut.*

Es wirft zugleich nämlich eine weitere Frage auf: Wie wird es sich auf unsere Gesellschaft auswirken, wenn wir die PID bei bestimmten genetischen Dispositionen zulassen? Man muss sich doch klar vor Augen halten: Selbst wenn man durch die PID dafür sorgen könnte, dass alle Kinder künftig gesund im Mutterleib heranwachsen, so könnte man damit immer noch nicht garantieren, dass sie auch gesund zur Welt kommen und gesund bleiben. Die Frage nach dem Umgang mit Behinderungen und Krankheiten nimmt uns die PID also gewiss nicht ab, aber die Antwort würde durch die Aussonderung menschlichen Lebens mit bestimmten genetischen Eigenschaften vermutlich in einer Weise vorgeprägt, die ich für bedenklich halte. […]

Meine Damen und Herren, bei meinen Überlegungen habe ich bislang unterstellt, dass die PID als Lösungsmöglichkeit für bestimmte Konfliktsituationen gedacht ist. Damit wäre automatisch die Vorstellung verbunden, dass wir die gesetzliche Zulassung der PID auf diese Situationen beschränken können. Genau da sehe ich jedoch ein weiteres, nicht behebbares Problem, das für mich ausschlaggebend ist gegen eine Zulassung der PID: Alle Erfahrun-

gen zeigen, dass sich eine solche Beschränkung in der Praxis nicht durchhalten lässt, und zwar völlig unabhängig davon, wie man sie ausgestaltet.

[…] Die Zulassung der PID berührt […] unvermeidlich das Lebensrecht eines Embryos und müsste grundlegende Auswirkungen auf den Umgang unserer gesamten Gesellschaft mit Krankheit und Behinderung nach sich ziehen. Sie könnte schließlich nicht einmal die Erfüllung ihres Wunsches nach einem gesunden Kind garantieren, denn auch gesund geborene Kinder können krank werden. Ich weiß, dass im Kinderwunsch der betroffenen Paare auch die Bereitschaft zum Ausdruck kommt, Verantwortung für die Zukunft zu übernehmen. In dieser Konstellation gebietet jedoch die Verantwortung für die Zukunft, auf den Wunsch nach einem genetisch eigenen Kind zu verzichten, denn der Preis dafür ist zu hoch. So schwer es für die Einzelnen sein mag, es gibt Fälle, in denen ist Kinderlosigkeit ein Schicksal, dem wir trotz aller wissenschaftlichen und technischen Möglichkeiten nicht entrinnen können und sollten.

III.

[…] Es ist […] mit der Würde des Menschen – und zwar des geborenen Menschen – nicht zu vereinbaren, ihm das zu verweigern, was Teil jeder menschlichen Existenz ist: eine zufällige Mischung aus den erblichen Anlagen des Vaters und der Mutter zu sein. Ob wir diese genetische Mixtur als zu-

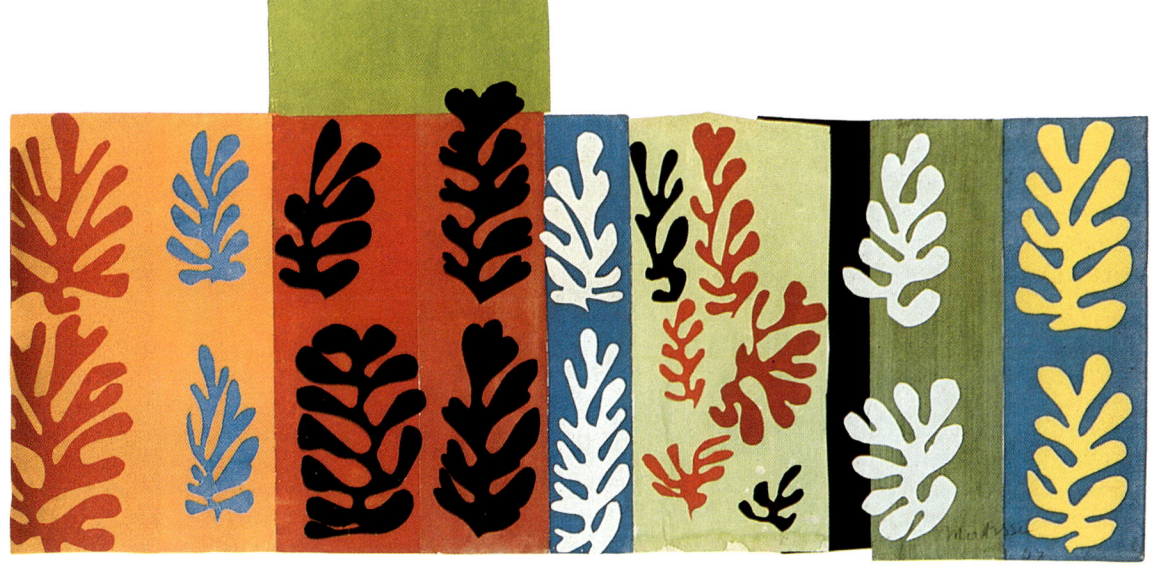

fällig, als gottgewollt oder als Schicksal bezeichnen: ihre Unabhängigkeit von menschlicher Verfügungsgewalt ist der Grund, aus dem die menschliche Autonomie und damit auch die menschliche Freiheit erwächst.

[…] ich bin auch skeptisch gegenüber dem Ansinnen, das so genannte »therapeutische Klonen« zuzulassen, also ein Klonen, das den geklonten Embryo nur wenige Tage heranwachsen lässt, um ihn dann zur Gewinnung seiner embryonalen Stammzellen zu vernichten. Das ist problematisch, weil sich der Schutz des Lebens des Embryos nur verwirklichen lässt, wenn bereits seine Erzeugung verboten wird. Und gerade hier müssen wir auch auf die mittelbaren Folgen besonders achten: […] Wenn wir zulassen, dass Techniken entwickelt werden, die das Klonen eines menschlichen Lebewesens gestatten, wie können wir sicherstellen, dass diese Techniken nicht dazu genutzt werden, dass sich dieser Embryo länger als nur 3 bis 4 Tage entwickelt. In diesen Grenzbereichen darf und sollte der Gesetzgeber vorsichtig sein. […]

Ich weiß, dass viele Forscherinnen und Forscher mit dem Stammzellgesetz nicht glücklich sind. Sie weisen zu Recht darauf hin, dass jede Einschränkung der Forschungsfreiheit einer besonderen Rechtfertigung bedarf. Sie befürchten, dass herausragende Wissenschaftlerinnen und Wissenschaftler ins Ausland gehen, wo die Stammzellforschung weniger limitiert ist, wo insbesondere neue Stammzelllinien angelegt und benutzt werden können. Sie fürchten, dass Deutschland mit dem wissenschaftlich-medizinischen Fortschritt nicht Schritt halten wird. […]

Mir ist eines wichtig: Weil die Gewinnung von Stammzellen immer die Vernichtung von Embryonen voraussetzt, also den Umgang mit menschlichem Leben betrifft, bedarf jede Entscheidung in diesem Bereich einer besonders sorgfältigen Abwägung der betroffenen Rechte. […]

IV.

Als Goethe vor knapp 200 Jahren seinen Faust II schrieb, lag es jenseits aller technischen Möglichkeiten, Menschen künstlich zu erzeugen. Gleichwohl spielt der »Homunculus«, ein im Labor geschaffenes menschenähnliches Wesen, in diesem Werk eine wichtige Rolle. Umhüllt von einer gläsernen Phiole schwebt er leuchtend vor Faust und Mephistopheles her, auf der Suche danach, selbst zu einem natürlichen Körper zu werden. Dabei weist er Faust, den tiefe existenzielle Fragen umtreiben, den Weg zu einigen Philosophen und zu Schauplätzen der Antike. Ich finde, diese Szene ist auch ein gutes Bild für die Notwendigkeit der Spezifikation der Werte, wovon ich eingangs gesprochen habe. Der Übergang vom Zeugen zum Erzeugen – hier anschaulich verkörpert durch den Homunculus – wirft ein Licht auf unsere eigenen existenziellen Fragen und auf unsere Werte. Bei Goethe konnte dies noch im Reich des Geistes verbleiben. Heute, angesichts der Fortschritte in der Genetik und der Biomedizin gilt es, sie ganz konkret zu stellen. Die »Spezifikation der Werte« ist ein ständiger, auch heute nicht abgeschlossener Prozess, für dessen erfolgreiches Voranschreiten es darauf ankommt, dass sich möglichst viele Bürgerinnen und Bürger sowie Fachleute daran beteiligen. […]

1. Welchen rechtlichen Status misst Brigitte Zypries einem in vitro erzeugten Embryo zu?
2. Wie lässt sich nach Auffassung von Brigitte Zypries das Recht des Embryos zu den Rechten von Eltern und Wissenschaftlern beschreiben?
3. Welche Rolle spielt der Begriff »Menschenwürde« in der Argumentation der Rede?
4. Finden Sie die Argumentation im ersten Teil der Rede stimmig? Oder gibt es Widersprüche?
5. Die Bundesjustizministerin lehnt die PID und das therapeutische Klonen ab: Welche Gründe führt Sie an?

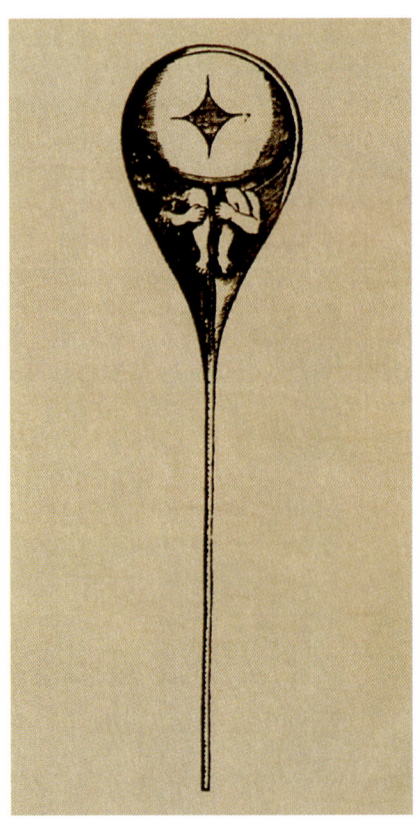

Homunkulus im Kopf eines Spermiums. Die Abbildung aus dem Jahr 1694 stammt von dem niederländischen Physiker Nicolas Hartsoeker; sie zeigt, wie man sich damals Spermien vorstellte. In ihrem Kopf zusammengekauert vermutete man eine Miniatur des neuen Menschen, der in der Gebärmutter nur noch zu voller Größe heranwachsen müsse.

Auszüge aus dem Embryonenschutzgesetz (EschG)

1 Missbräuchliche Anwendung von Fortpflanzungstechniken

(1) Mit Freiheitstrafe bis zu drei Jahren oder mit Geldstrafe wird bestraft, wer

1. auf eine Frau eine fremde unbefruchtete Eizelle überträgt

2. es unternimmt, eine Eizelle zu einem anderen Zweck künstlich zu befruchten, als eine Schwangerschaft der Frau herbeizuführen, von der die Eizelle stammt […]

(2) Ebenso wird bestraft, wer

1. künstlich bewirkt, dass eine menschliche Samenzelle in eine menschliche Eizelle eindringt, oder

2. eine menschliche Samenzelle in eine menschliche Eizelle verbringt, ohne eine Schwangerschaft der Frau herbeiführen zu wollen, von der die Eizelle stammt.

2 Missbräuchliche Verwendung menschlicher Embryonen

(1) Wer einen extrakorporal erzeugten oder einer Frau vor Abschluss seiner Einnistung in der Gebärmutter entnommenen menschlichen Embryo veräußert oder zu einem nicht seiner Erhaltung dienenden Zweck abgibt, erwirbt oder verwendet, wird mit Freiheitsstrafe bis zu drei Jahren oder mit Geldstrafe bestraft.

[…]

4 Eigenmächtige Befruchtung […]

(1) Mit Freiheitsstrafe bis zu drei Jahren oder mit Geldstrafe wird bestraft, wer

1. es unternimmt, eine Eizelle künstlich zu befruchten, ohne dass die Frau, deren Eizelle befruchtet wird, und der Mann, dessen Samenzelle für die Befruchtung verwendet wird, eingewilligt haben […]

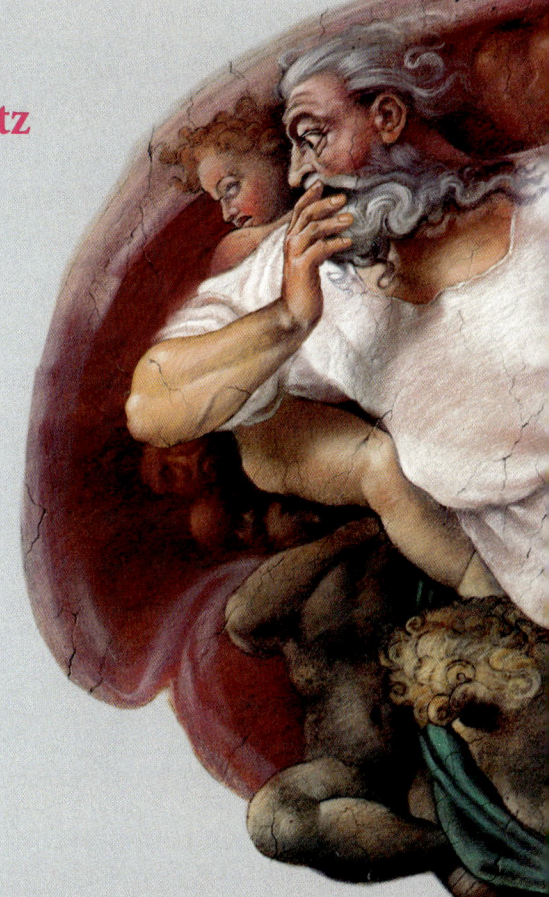

Erschaffung Adams (Verfremdung in: Die Zeit vom 5. Dezember 2002)

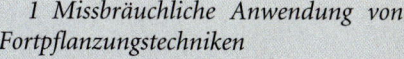

Wieviele Versuche brauchte Gott, bis der Mensch erschaffen war?

Ulrich Bahnsen

Babytest im Labor

Um Mehrlinge zu vermeiden, fordern Reproduktionsärzte Qualitätskontrollen für Retortenembryos

Den Industriestaaten steht Ungemach ins Haus, glaubt man dem *New Scientist*. Die um sich greifenden künstlichen Befruchtungstechniken, schrieb das Londoner Blatt, hätten inzwischen »eine desaströse Epidemie von Zwillings- und Drillingsgeburten« verursacht.

Bis zu drei Retorten-Embryonen übertragen europäische Mediziner in den Mutterleib, um unfruchtbaren Paaren zum Kind zu verhelfen. Gut jeder fünfte Behandlungszyklus führt zur Niederkunft – das entspricht in etwa der natürlichen Zeugungsrate. Doch fast ein Drittel dieser Kinder sind Zwillinge oder Drillinge. In den USA führen schon nahezu 40% aller künstlich erzeugten Schwangerschaften zu Mehrlingsgeburten, weil man dort oft mehr als drei Embryonen einpflanzt. Die amerikanischen IVF-Zentren wollen mit möglichst hohen *baby take-home rates* werben. »Die Zunahme ist alarmierend«, warnt Laura Schiewe von den US-Centers for Disease Control in Atlanta. Denn Mehrlingsschwangerschaften gefährden die Mutter und die Kinder: Schon bei Zwillingen treten Untergewicht, Frühgeburt und neurologische Störungen gehäuft auf. Drillinge überleben oft nur durch die Künste der Intensivmediziner.

In Europa sinnen die Experten nun auf Abhilfe. Doch bislang gibt es für die Mediziner nur einen Weg gegen die Mehrlingsepidemie: Künftig wollen sie nur noch einen Embryo pro Zyklus in den Mutterleib übertragen. Um dennoch akzeptable Erfolge zu erzielen, muss dieser aber zuvor auf Lebensfähigkeit geprüft werden. Als Prüftechnik bietet sich die Präimplantationsdiagnostik (PID) an, jene in Deutschland bislang verbotene Methode, die Ehepaaren mit einer Anlage für Erbkrankheiten zu gesundem Nachwuchs verhelfen soll. Dass die PID auch als Embryoncheck für Frauen im höheren Alter eingesetzt werden kann, die sich

einer künstlichen Befruchtung unterziehen, bewiesen belgische Experten von der Freien Universität Brüssel. Je älter die Frauen, desto größer die Wahrscheinlichkeit, dass die gezeugten Embryonen Chromosomenschäden aufweisen, die eine Einnistung in die Gebärmutter verhindern oder zum Frühabort führen. Bei 40-jährigen ist

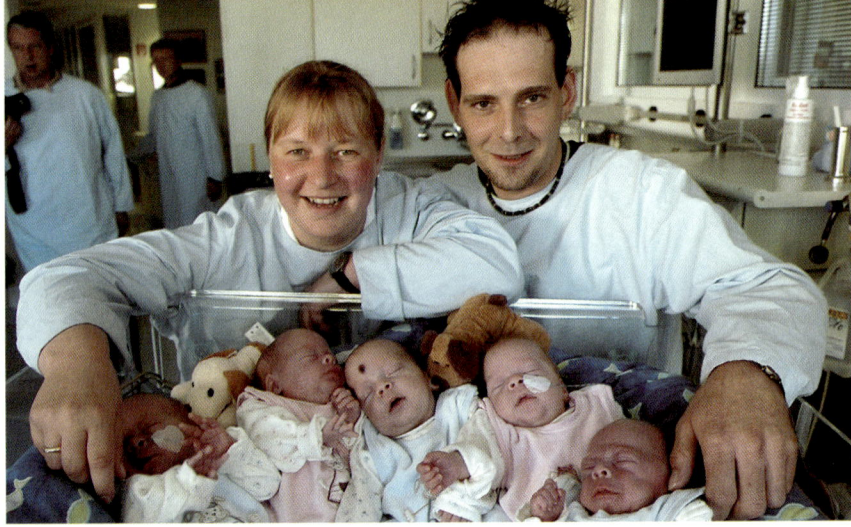

Andrea und Rainer G. stehen im Evangelischen Krankenhaus Hamm hinter dem Kinderbettchen mit ihren 71 Tage alten Fünflingen. Obwohl die Kinder 12 Wochen zu früh auf die Welt kamen, sind sie inzwischen alle wohlauf. Die Mutter hatte eine Hormonbehandlung durchführen lassen. Die Wahrscheinlichkeit, *ohne* vorherige medizinische Behandlung Fünflinge zu bekommen, liegt bei 1:72.000.000.

bereits jeder zweite Embryo geschädigt. Vor der Übertragung in den Uterus hatten die Brüsseler Ärzte deshalb die Chromosomen der Embryonen mit der PID überprüft. Nur je zwei gesunde Kandidaten wurden transferiert, die geschädigten verworfen. Die Folge war eine Verdoppelung der Einnistungsrate auf 23% gegenüber einer Vergleichsgruppe von Frauen, die drei ungetestete Embryonen erhalten hatten. Allerdings scheint das Screening durch PID bislang nur bei älteren Frauen Erfolge zu versprechen, sagt der Lübecker Reproduktionsmediziner Ricardo Felberbaum. Bei jüngeren Frauen, meint er, »ist die Chromosomenkontrolle wenig effektiv«.

Die Überlebenden, optisch gesund erscheinende Embryonen, sind vielleicht die Lösung für das Mehrlingsproblem: Jan Gerris und seine Kollegen vom Antwerpener Zentrum für Reproduktionsmedizin erreichen mit einem *top quality embryo* inzwischen normale Schwangerschaftsraten bei ihren Patientinnen. Jede vierte IVF-Patientin be-

kommt in Antwerpen inzwischen nur noch einen qualitätsgeprüften Embryo übertragen.

Ihre deutschen Kollegen würden solche Erfolge auch gern vorweisen – nur dürfen sie es nicht: Das Embryonenschutzgesetz verbietet die Herstellung von mehr als drei Embryonen. Sind die erzeugt worden, müssen sie sämtlich in den Leib der Mutter übertragen werden, auch wenn den Zellkugeln Mängel anzusehen sind. Experten wie Felberbaum und sein Kollege Michael Thäle vom Verband der Reproduktionsmedizinischen Zentren verlangen daher eine Änderung des Gesetzes. »Solange nur drei Embryonen hergestellt werden dürfen, bleibt uns bei acht von zehn Frauen am Ende keiner mehr, den wir transferieren können«, klagt Felberbaum, »so was kann man den Patienten nicht zumuten«.

Aus: Die Zeit, Nr. 31, 2001

---

1. Nehmen Sie den Text als Grundlage für eine Spielszene: Werben Sie als Marketingmanager eines IVF-Zentrums für die Versorgung von sich Kinder wünschenden Paaren mit »top quality embryos«. Spielen Sie eine Beratungsszene.
2. Erarbeiten Sie die möglichen Sichtweisen des Einsatzes der PID und führen Sie eine Podiumsdiskussion im Kurs durch.

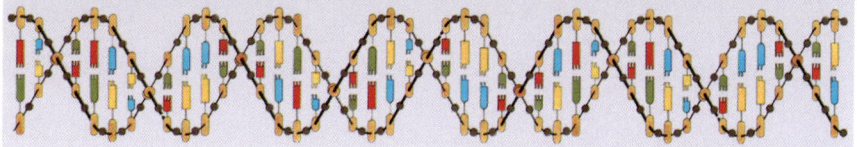

Barbara Supp

Das Wunschkind

Darf man Menschen nach Maß produzieren? Eine britische Familie will im Reagenzglas genau das Kind zeugen, das mit seinen Stammzellen einen kranken Sohn retten kann.

Das neue Kind wird als Klümpchen beginnen im Labor einer Privatklinik in Nottingham. Der Arzt wird ihm Zellen entnehmen, ihm und den anderen Embryonen, die er im Reagenzglas produziert hat aus dem Samen Raj Hashmis und den Eiern seiner Frau. Er wird die Zellen genetisch testen lassen und das künftige Kind auswählen, das am besten passt für den gewünschten Job. Er wird es Shahana Hashmi in die Gebärmutter pflanzen und hoffen, dass es wächst und die neun Monate übersteht.

Es wird ein Wunschkind, sein, wie es bisher in Europa noch keines gab. Es soll das Leben seines Bruders retten, der jetzt drei Jahre alt ist und der bald sterben wird, wenn das neue Kind ihm nicht hilft.

Eine seltsame Zukunft. Eine seltsame Familie überhaupt. Erst vier Kinder, darunter eines mit einer schweren erblichen Krankheit, die das Blut verzehrt. Dann ein fünftes, das den kranken Bruder retten soll, aber nicht kann.

Jetzt sollen es sechs Kinder werden, das sechste aus dem Reagenzglas, und in einem Reihenhaus-Wohnzimmer im nordenglischen Leeds sitzt Shahana Hashmi und kämpft darum, dass sie das tun darf. Sie kämpft darum, den Vorgang normal zu finden, kämpft gegen Kritiker, »Wie können die nur? Wie kann irgendjemand uns kritisieren für das, was wir tun? Wollen Sie die Todesstrafe? Finden Sie das richtig? Wollen Sie die Todesstrafe für Zain?«

Shahana Hashmi ist 37, schmal und eher rastlos, Raj zwei Jahre älter, groß und ruhig. Ein Elternpaar sitzt da in seinem Wohnzimmer und blickt auf ein Knäuel aus Kindern, das sich auf ihrem Teppich balgt, es besteht aus dem einjährigen Haris und dem dreijährigen Zain

Man sieht nicht, im Moment jedenfalls nicht, dass Zain todkrank ist seit seiner Geburt. »Beta-Thalassämie« heißt sein Leiden, das bedeutet, dass sein Blut nicht in der Lage ist, genug Sauerstoff zu binden, weil es ihm an roten Blutkörperchen fehlt. Wenn man Zains Körper sich selbst über-

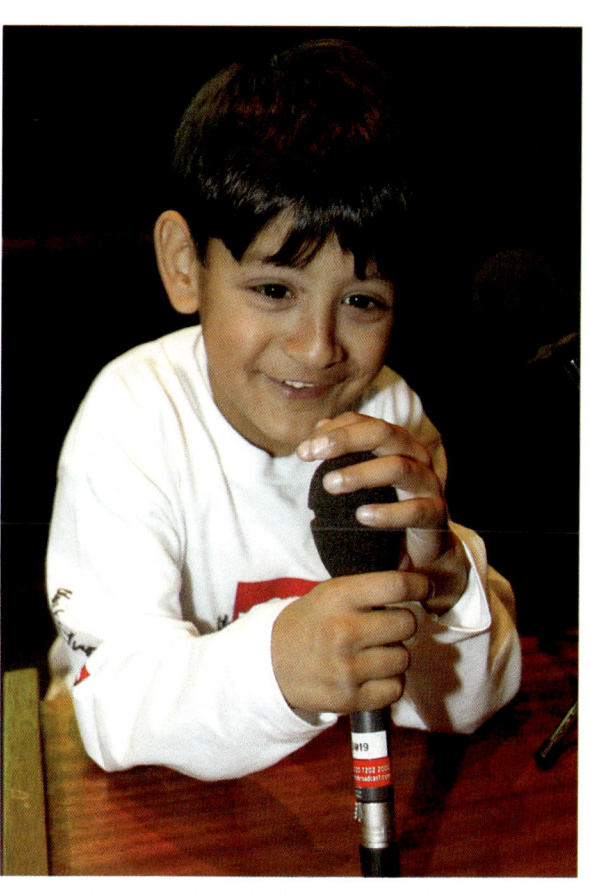

Der fünfjährige Zain Hashmi aus Leeds (England) während einer Pressekonferenz am 24. November 2004.

ließe, würde der Junge nicht älter als zehn. Weil er regelmäßig Transfusionen und Medikamente bekommt, hat er die Chance auf ein paar wenige Jahre mehr.

Sie warten, sie sind nervös an diesem Dezember-Tag, der eine Entscheidung bringen soll für Zains Leben, eine Vorentscheidung jedenfalls. Die »Human Fertilisation and Embryology Authority« (HFEA) wird ihr Votum abgeben,

das ist die Aufsichtsbehörde, die zuständig ist für den Umgang mit künstlich erzeugten Embryonen. Im Auftrag der Regierung wird sie darüber urteilen, ob das moralisch vertretbar und damit legal ist, was die Hashmis zur Rettung ihres Sohns vorhaben.

»Er braucht passendes Knochenmark. Oder Stammzellen«, sagt Raj Hashmi. Wachsam sitzt er seiner Frau gegenüber, er sagt nicht viel, er hat den dunklen Blick der Verachtung für jene, die seine Pläne kritisieren: »Es ist vielleicht ein bisschen viel verlangt, dass die Leute verstehen, was so eine Krankheit bedeutet. Aber wir verstehen es schon.«

Was sie wollen, sagt Shahana Hashmi, ist die »Selektion«. Sie wollen die Erlaubnis, dass ihre Reagenzglas-Embryonen getestet werden, Präimplantationsdiagnostik (PID) heißt das Verfahren und ist in Großbritannien anders als in Deutschland, auch erlaubt. Aber bisher durfte man es nur anwenden, um genetisch kranke Embryonen vor dem Einpflanzen auszusondern. Die Hashmis wollen mehr. Das neue Kind soll nur danach ausgesucht werden, dass ihm die Thalassämie erspart bleibt. Es soll eines sein, dessen Gewebe perfekt zum kranken Bruder passt. Mit dem Blut aus seiner Nabelschnur, mit seinen Stammzellen, die man dort reichlich findet, soll es dafür sorgen, dass Zain überlebt. Es gibt Aufruhr deswegen in Großbritannien, seit die Öffentlichkeit im Juli von Plänen der Hashmis erfuhr.

Robert Winston hat sehr deutlich seine Meinung kundgetan ein prominenter Londoner Mediziner Reproduktionsspezialist. »Entwürdigend« nennt er den geplanten Vorgang.

Ein Kind werde da erschaffen, das nicht wie ein Mensch erwünscht, sondern wie »eine Ware« sei.

Lebensschützer haben sich zu Wort gemeldet, die Gruppe »Life« beispielsweise, die von einem »Designerbaby« spricht, von einem »Ersatzteillieferanten« für den kranken Zain. Andererseits ist da auch Simon Fishel, der ehrgeizige Klinikchef am privaten »Park-Hospital« in Nottingham, der

1978 schon zu dem Team gehörte, das dem ersten Retortenbaby Louise Brown auf die Welt half. Er hat sich zum Fürsprecher der Hashmis gemacht, hat den Antrag gestellt, will die künstliche Befruchtung übernehmen, will den passenden Embryo finden und verpflanzen. Den Hashmis nicht zu helfen, sagt er, sei ein »ethisches Versagen«.

Und es gibt Shahana Hashmi, und die ist nicht der Typ, der darauf wartet, dass das Schicksal oder die Politik entscheidet, wie ihr Leben verläuft. Pakistanischer Abstammung ist sie und muslimischen Glaubens, aber keine dieser strengen, den Traditionen unterworfenen Frauen, wie man sie in den pakistanischen Vierteln Englands oft sieht. Sie trägt kein Kopftuch. Sie hat studiert. Sie hat Karriere gemacht als Wohnungsverwalterin mit 17 Männern, die ihr unterstellt waren, und männlichem Sekretär. Sogar eine Scheidung hat sie sich erlaubt, nach kurzer, früher Ehe, zwei Kinder hatte sie da schon, Neesa und Amil. Dann lief ihr Raj über den Weg, Geschäftsmann aus gutem Hause, stattlich, gut aussehend, aber leider, so sah es ein Teil der Verwandtschaft wenigstens, war er kein Sohn einer pakistanischen Muslim-Familie sondern ein indischstämmiger Sikh. Raj und Shahana war das egal. Sie haben geheiratet, sie wollten Kinder. Und sie kannten das hässliche Wort »Beta-Thalassämie«: In vielen Mittelmeerländern ist die Krankheit verbreitet, auf Zypern vor allem, aber in Asien eben auch.

Shahana wusste, dass sie die Anlage, dafür hatte, aber solange Raj frei davon war, konnte ja nichts passieren, sagten die Ärzte. Raj ließ sich testen, 1997, in einem staatlichen Labor. »Negativ«, lautete der Befund. Amaan wurde geboren, er ist jetzt viereinhalb und gesund.

Dann kam Zain, am zweiten Weihnachtsfeiertag 1998. Ein hübsches Baby, gerade sieben Pfund schwer, aber es ging ihm schlecht. Ein paar Stunden nach der Geburt fing er an, sich zu erbrechen, und hörte nicht mehr auf. Er hatte keinen Hunger. Er bekam Pusteln im Gesicht. Haut und Augen hatten einen Gelbstich, Gelbsucht diagnostizierten die Ärzte, aber das allein war es nicht. Er war drei Monate alt, da krümmte er sich unter Schmerzen, und wenig später brachten Krankenhausärzte den Befund an, der doch eigentlich nicht wahr sein konnte: Beta-Thalassämie.

»Er braucht einen Knochenmarkspender«, sagten die Mediziner. »Suchen Sie. Vielleicht finden Sie jemanden in der Familie.« Klar haben sie testen lassen, jeden, den sie überreden konnten, aber es war niemand dabei, der in Frage kam. Und in der Verwandtschaft gab es Leute, die nicht mitmachen wollten: »Da seht ihr es. Das konnte ja nicht gut gehen«, sagten die, und dass die Krankheit des Sohnes eine Strafe Gottes sei. Sie hatten ja immer schon gewusst, dass kein Segen ruhe auf dieser Ehe zwischen einer Muslimin und einem Sikh.

In den Spenderlisten fand sich niemand, alle Aufrufe waren vergebens, und weil überhaupt so wenige Menschen aus ethnischen Minderheiten registriert waren, hat Shahana nun selbst eine Hilfsorganisation gegründet, die speziell dort um Spender wirbt: »Zain's Bone Marrow Foundation«. Immerhin 4000 Leute haben sich dort eintragen lassen. Aber noch immer ist niemand Passendes für Zain dabei. Auch Haris nicht, Haris, der gezeugt wurde, um seinen Bruder zu retten. Aber dann konnte er es nicht.

In einem Wohnzimmer in Leeds spielt der dreijährige Zain, der Hilfe braucht, mit dem einjährigen Haris, der seine Existenz der Krankheit des Bruders verdankt. In diesem Wohnzimmer nimmt Shahana Hashmi ihren Jüngsten in den Arm, »Komm, Haris, mein Kleiner«, sie wiegt ihn, »wir mussten etwas tun, also haben wir das getan. Weil es sonst nichts zu tun gab. Nur das konnte man machen: noch ein Kind.«

Damals, vor zwei Jahren, wussten sie noch nicht viel von PID. Also wurde Haris auf natürliche Weise gezeugt und ausgetragen und geboren, und es war ein Spiel mit dem Glück. Er hätte die Krankheit erben können, er bekam sie nicht. Er war gesund, aber schon in der 12. Schwangerschaftswoche hatten sie es erfahren: dass er kein Retter sei. Dass sein Gewebe nicht zu Zain passt.

In ihrem Wohnzimmer in Leeds umarmt Shahana Hashmi ihren Sohn Haris und sagt, »wir hätten ihn abtreiben können«, sie streichelt ihn und sagt, dass sie darüber nachgedacht hatten, sehr darüber nachgedacht, ob er überhaupt geboren werden sollte, oder Platz machen, im Bauch seiner Mutter, für den nächsten Versuch. Sie sagt: »Wir haben es dann eben doch nicht getan.«

Hat er gespürt, dass seine Eltern enttäuscht waren, als er zur Welt kam, obwohl er ein gesundes, hübsches Baby war?

Irgendwann wird er Fragen stellen, später dann, wenn er zu begreifen beginnt, wer er ist: »Warum habt ihr mich gezeugt?« wird er wissen wollen, »wolltet ihr mich oder nur mein Blut?« Was wird er später denken? »Ihr habt mich nur gemacht, damit ihr meine Zellen kriegt?« Wird er glauben, dass er in den Augen der Familie ein Versager sei? Wird man ihn auf dem Schulhof quälen, wenn sich herumspricht, wer er ist?

Und das neue Baby, wird es sagen: »Was bin ich eigentlich, einfach ein Mensch oder eine medizinische Sensation?« Wie Schwarze Kunst klingt das, wie Hexenzauber, wenn man seine Geschichte Kindern erzählt: »Man nehme die Nabelschnur eines neugeborenen Säuglings.« Wird es für die anderen jemand Normales sein können, ein unbeschwertes Kind? Es wird Fragen zu lösen haben, wenn es erwachsen ist. Es wird klären müssen, ob es sich in seinem Ursprung als zweckgebundene Existenz begreift, mit einem »Ich« als bloßem Nebeneffekt, oder ob es beschließen kann, dass es ein Mensch ist wie die anderen auch.

Wenn alles gut geht, wenn der erwählte Embryo die neun Monate in der Gebärmutter überlebt, wenn die Transplantation klappt und Zain die Stammzellen gut annimmt – dann, sagen die Ärzte, liegen seine Chancen, dass er völlig gesund wird, bei mehr als 90%. Diese Stammzellen aus der Nabelschnur sind besser verträglich als Knochenmarksspenden von Erwachsenen, sie werden Zains Knochenmark ersetzen und gutes Blut bilden können, wie bei jedem anderen gesunden Menschen auch.

Aber ein Restrisiko bleibt, dass die Spende nicht ausreicht. Dass Zain später doch noch Knochenmark braucht, das das neue Kind also spenden müsste, vielleicht immer wieder spenden müsste. Lange, bevor es fragen könnte, würde es zur Überlebenskrücke für Zain. Es gilt die Ansprüche von Haris, die Ansprüche des neuen Babys zu bedenken,

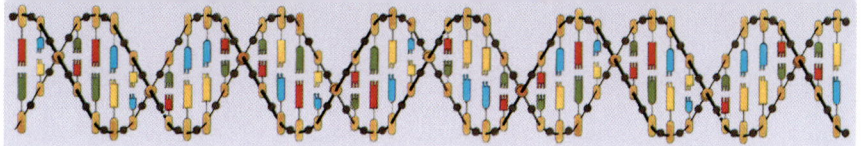

und Shahana versichert natürlich, das werde man tun: »Wir werden es lieben wie die anderen. Und obendrein ist es ein Geschenk.«

Und es gibt ja auch Zains Ansprüche, es gibt die Leiden dieses Jungen, der auf einmal viel blasser wirkt, müde plötzlich. Mittag ist es, und er sieht aus, als habe ihm jemand alle Energie abgesaugt.

Er packt sein Kissen, packt sich damit aufs Sofa, er kann nicht mehr. Das kommt jetzt oft vor, man merkt es, die letzte Bluttransfusion ist schon drei Wochen her. Und Raj Hashmi, als Manager bei British Telecom erfolgreich und bis vor kurzem noch in dem Glauben, dass die Welt meistens funktioniert, wie man sie haben will, Raj blickt müde auf seinen müden Sohn und sagt: »Was glauben Sie? Können Sie sich vorstellen, wie Zain sich fühlt? Ich weiß, wie das wehtut, was wir mit ihm machen. Ich habe es ausprobiert.«

Vor ein paar Monaten hat er getestet, wie sich das anfühlt, wenn eine Spritze ins Fleisch sticht und eine Nacht lang darin bleibt, so wie das mit Zain an fünf von sieben Tagen geschieht. Wenn der Junge schläft, abends nach sieben Uhr, dann schleicht jemand nach oben ins Kinderzimmer, hofft, dass Zain nicht aufwacht, reibt ihm die Betäubungscreme auf den Leib und bohrt ihm die Injektionsnadel ins Fleisch. In den Bauch soll das Zeug eigentlich, aber meistens nehmen sie einen Oberschenkel, weil es dort nicht ganz so schmerzt. Pro Nacht braucht der Junge zehn Milliliter Desferal.

Das Mittel muss langsam in den Körper gepumpt werden, weil sich der Organismus sonst wehrt. Es dient dazu, das überschüssige Eisen abzubauen, das sich in Leber, Herz und Drüsen sammelt von den Bluttransfusionen, die er alle vier Wochen bekommt; das Medikament soll schützen, aber schwere Nebenwirkungen hat es auch: Sehstörungen zum Beispiel, und auch beim Gehör kommen Behinderungen öfters vor. Nachts verliert die Creme an Wir-

kung, dann reißt Zain sich oft die Nadel aus dem Bein. Sie muss wieder rein, aber das schafft man nur ein paar Mal, irgendwann kriegt man es nicht mehr hin, das Kind zu quälen, Raj sagt, er wisse ja, was man da spürt: »Es tut weh beim Reinstechen. Es ist lästig die Nacht über. Und wenn man die Nadel rauszieht, schmerzt es auch.« Morgens wenn man die Spritze entfernt, ist das Bett oft voller Blut. Noch fragt der Junge nicht, warum macht ihr das mit mir?

Nur beim Pinkeln schreit er manchmal: »Guck mal, Mama! Schon wieder orange!«

Da sitzt das Ehepaar Hashmi mit seinem verzweifelten Einzelfall und will in der Forschung eine Tür aufstoßen, es will, so drückt es Shahana aus, »so weit gehen, wie die Wissenschaft uns trägt.«

Es ist, als müssten in dieser Familie, dieser seltsamen Familie, stellvertretend alle Fragen gelöst werden, die die moderne Medizin der Menschheit neu stellt: Was ist der Mensch? Wozu gibt es ihn? Darf man bestimmen, als Elternteil, als Mediziner, wer das Recht hat zu existieren?

»Wir mussten etwas tun – und nur das konnte man machen: noch ein Kind«.

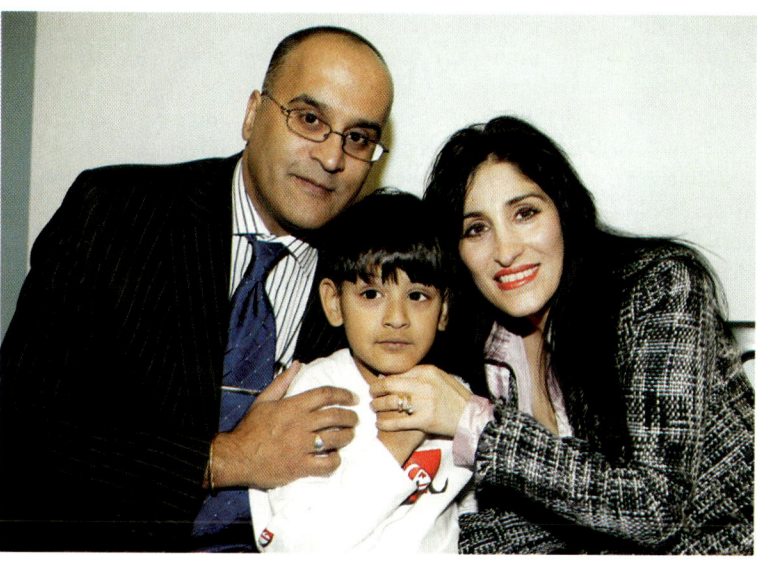

Zain Hashmi mit seinen Eltern Raj und Shahana. Inzwischen hat ihnen ein englisches Gericht die Durchführung der vorgeschlagenen medizinischen Behandlung erlaubt, um das Leben ihres schwer kranken Sohnes zu retten.

Sie wollten Neesa dazu bringen, dem Jungen die Krankenschwester zu spielen, die 17-jährige Halbschwester, aber die hätte gern alles Mögliche gespendet, Blut und Knochenmark und was es sonst noch so gibt, aber dem Kleinen die Spritze in den Körper zu bohren, das konnte sie nicht.

Tagsüber, die erste Zeit nach einer Transfusion jedenfalls, ist er meist ziemlich müde, die Augen blitzen, er hat Hunger, er spielt. Aber an Tagen wie diesem, jetzt im Dezember, da die Reserven zu Ende gehen, da er müde ist, so furchtbar müde, an solchen Tagen weiß der Kleine natürlich, dass es ihm schlecht geht. Und irgendwann wird er erfahren, dass er sterben wird, wenn nichts geschieht.

Zains Mutter verweist darauf, dass die Auswahl von Embryonen im Reagenzglas doch immer noch besser sei als eine Abtreibung, sie kann ja auch nicht mehr auf viele natürliche Zeugungen rechnen, mit 37 Jahren hat sie nicht mehr viel Zeit.

Sie sagt auch, es sei ihr wichtig, diesen medizinischen Durchbruch zu schaffen, damit andere Familien andere kranke Kinder durchbringen können. Sie findet nicht, dass sie für sonstige Folgen dieses Durchbruchs verantwortlich zu machen sei. Sie will nicht darüber nachgrübeln, ob ihr neues Baby der Vorläufer einer neuen Sorte Mensch sein könnte, die nicht einfach nur lebt, sondern bestimmt ist für einen Zweck. In der »Sunday Times« stellte ein Wissenschaftsautor kürzlich die Frage, ob durch das Hashmi-Projekt, so schrecklich Zains Krankheit auch sein möge, »nicht der Anfang einer lukrativen Ersatzteilindustrie« zu befürchten sei. »Solche Fragen«, sagt Shahana, sie sagt es etwas unwillig, »das müssen andere klären.«

Sie spielten Gott, hören die Hashmis und ihr Doktor von Abtreibungsgegnern. »Wir erschaffen nichts. Wir selektieren nur«, sagt Shahana Hashmi und zuckt nicht zusammen bei diesem Wort, sie denkt nicht an dessen Geschichte, sie denkt nur: »Ich will mein Kind.« Allah sagt sie sich, wenn sie darüber nachdenkt, wird nichts dagegen haben. Er wird entscheiden, welches dieser Klümpchen im Reagenzglas welche Eigenschaft haben wird. Er wird bestimmen, welches überlebt.

Sie geht diesen Weg und ist entschlossen, ihn zu Ende zu gehen, notfalls über den Europäischen Gerichtshof, notfalls mit einer Fahrt in die USA, wo man, anders als in Europa, das schon darf, was sie will.

Einstweilen wirbt sie und sammelt offensiv Spenden, denn das staatliche Gesundheitssystem wird ihre Behandlung ja nicht zahlen. Und um die öffentliche Meinung kämpft sie auch: Es sei kostengünstiger für die Staatskasse, erklärt sie, wenn man sie ihren Kinderwunsch erfüllen lasse. Die Transfusionen, die täglichen Spritzen, das alles zahlt der Staat, das kostet eine Menge, und ein gesunder Zain, argumentiert sie, sei ein billigerer Zain.

Abends, der Junge liegt im Bett mit seiner Nadel im Leib, er hat sich nicht gewehrt, er wehrt sich selten, abends kommt die Nachricht von der HFEA, und die lautet so: »Im Prinzip«, erklärt die Behörde, sei es künftig »gestattet, Gewebeproben in Verbindung mit Präimplantationsdiagnostik durchzuführen«, bei »ernsthaften genetischen Krankheiten« jedenfalls. Dieses Wort: »gestattet« – es ist ein Sieg, Shahana Hashmi empfindet das so. Sie jubelt. Ein guter Tag. Ein großartiger Tag.

Noch im Januar soll die endgültige Entscheidung fallen, die Einzelfallprüfung im Fall Zain Hashmi, und seine Eltern tun schon so, als ob sie in ihrem Sinne ausfallen müsse.

Die Reagenzglas-Embryonen machen sie auf jeden Fall. Man muss die Eier bald ernten, die Mrs. Hashmi noch produzieren kann, »sie ist ja nicht mehr sehr jung«, hat Doktor Fishel gewarnt, »viele Eier werden es nicht mehr sein.« Vielleicht sechs, vielleicht acht Embryonen werden sie kriegen, Fishel wird die Proben zum Test verschicken, aber es ist nicht sicher, dass ein passendes Kind dabei sein wird. Die Chancen stehen 1 zu 3. Und dieses Kind muss erst noch die Zeit bis zur Geburt überstehen.

Wenn – dann wird ein paar Monate später der junge Zain in die Klinik kommen, damit sein Körper die Blut bildenden Stammzellen seines Bruders übernimmt. Raj will die Operation auf Video aufzeichnen, Zain soll alles wissen, und Haris und das neue Baby auch. Die Kinder sollen die Akten lesen, später, und Shahana hofft, dass es Haris trösten wird, wenn man ihm sagen kann: »Deine Nabelschnur haben wir gespendet. Es gibt sicher irgendwo ein anderes Kind, das dir sein Leben verdankt.«

Ein Buch mit Bildern vom menschlichen Körper haben sie gekauft, mit Knochenmarksbildern drin, und Zain blättert oft darin, Shahana glaubt, er sei »sehr interessiert«. Alles soll er einmal wissen, sagt sie und wenn sie meint was sie sagt, dann hat sie ihren Kindern später viel zu erzählen. Von jenen Geschwisterklümpchen, beispielsweise, die möglicherweise gesund sind, aber für Zain nicht taugen: Die sollen im Eisschrank der Klinik in Nottingham lagern, damit irgendjemand sie später adoptiert. Sie sagt, sie glaube an Offenheit, aber wie weit wird sie gehen? Wird sie von ihrer Abtreibung reden? Von jenem Kind, das die Hashmis gleich nach Haris bekommen wollten, ein natürlich gezeugtes wie Haris, nur leider war es krank, so wie Zain? Sie hat die Schwangerschaft beendet, acht Monate ist das jetzt her. Soll Zain das wissen? Muss das sein?

Die überzähligen Embryonen werden im Eisschrank lagern, bis jemand sie adoptiert. Diese Entscheidungen über Leben und Nicht-Leben – wie kann man die erklären? Für Zain, das geborene kranke Kind, tut sie alles. Das andere durfte nicht geboren werden, weil es dieselbe Krankheit hatte wie er.

Vielleicht wird Zain eines Tages fragen, ob seine Eltern ihn wirklich haben wollten, ihn, das Kind mit Thalassämie. Und was diese Klage eigentlich sollte, die sie zurzeit gerade vorbereiten. Gegen das staatliche Krankenhauslabor wollen sie vorgehen, das versagt hat im Jahr 1997, das Raj Hashmi als Thalassämie-negativ getestet hat, und er hatte die Anlage dazu doch. Dieses Labor wollen sie zur Rechenschaft ziehen, im Namen ihres Sohnes.

Vielleicht wird Zain das eines Tages nicht als Fürsorge verstehen. Vielleicht wird er fragen: »Wie? Ihr habt geklagt dagegen, dass es mich gibt?«

Aus: Der Spiegel 2/2002, S. 100ff.

1. Formulieren Sie die verschiedenen Interessen der Eltern, des kranken Kindes, der Ärzteschaft und des noch nicht durch Selektion geschaffenen Kindes.

2. Beurteilen Sie aus den verschiedenen Perspektiven die ethische Problematik: Darf man einen anderen Menschen als Mittel zum Zweck benutzen?

Lesetipps

Auf dem Weg in die totale Medizin? Eine Handreichung zur »Bioethik«-Debatte. Herausgegeben von Ulrich Bach und Andreas de Kleine, Neukirchener Verlag, Neukirchen-Vluyn 1999

Hermann Barth: Wie wollen wir leben? Beiträge zur Bioethik aus evangelischer Sicht, Lutherisches Verlagshaus, Hannover 2003

Bioethik. Eine Einführung. Herausgegeben von Marcus Düwell und Klaus Steigleder, Suhrkamp Verlag, Frankfurt am Main 2003

Biomedizin und Ethik. Praxis – Recht – Moral. Herausgegeben von Hans P. Schreiber, Birkhäuser Verlag, Basel 2004

Günter Vogel/Hartmut Angermann: dtv-Atlas Biologie, Deutscher Taschenbuch Verlag, 11. Auflage, München 2001

Wohin die Reise geht … Lebenswissenschaften im Dialog. Herausgegeben vom Verband Deutscher Biologen, Wiley-VCH Verlag, Weinheim 2002

Siehe auch die Lesetipps auf S. 49

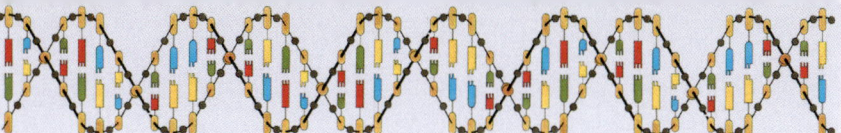

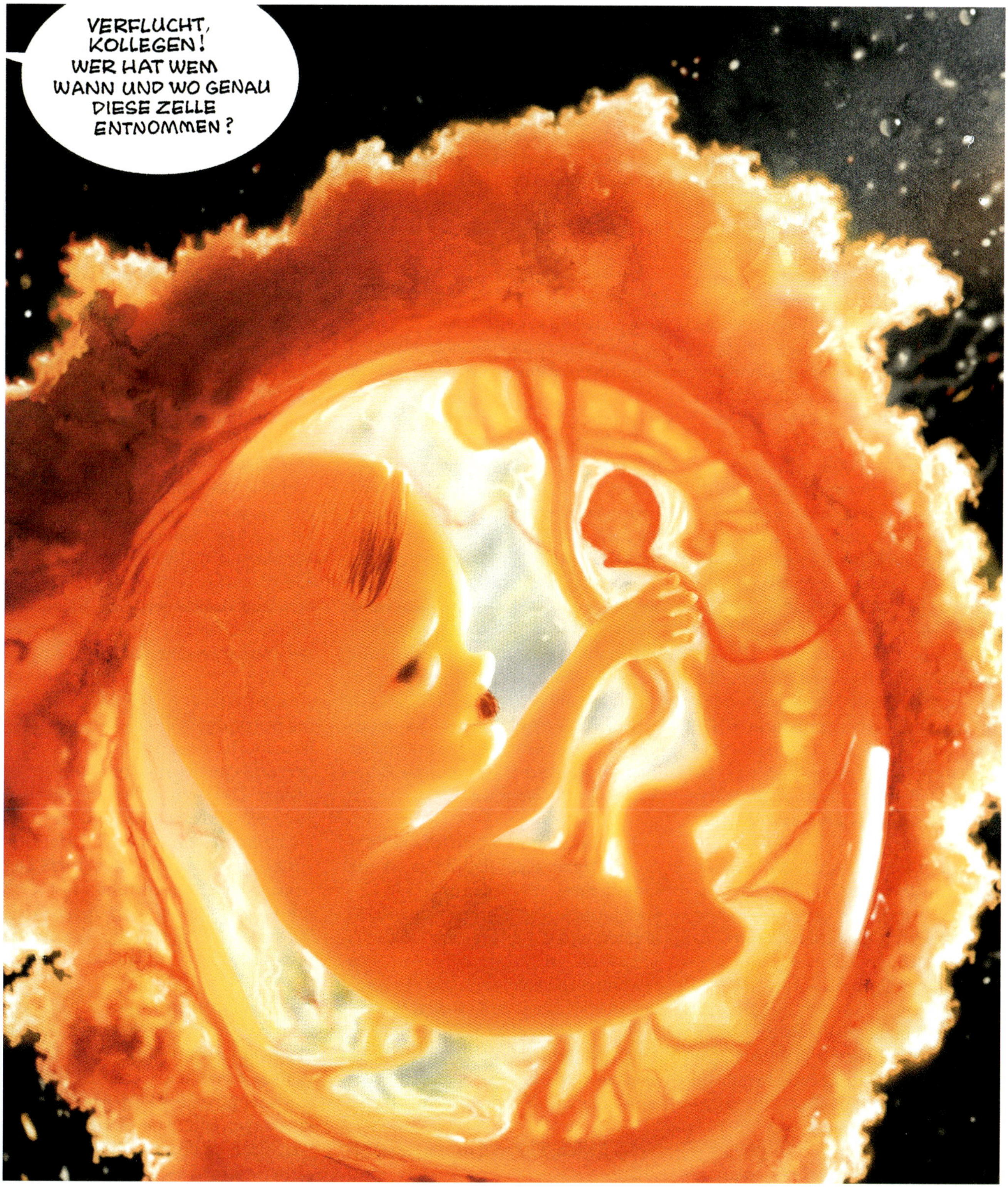

© Gerhard Haderer/stern/PICTURE PRESS. Aus: *Stern, Nr. 4/2003*

Glossar

Adulte Stammzellen sind erwachsene Zellen, die in Organen, den Knochen, der Haut und auch in der Nabelschnur eines Neugeborenen vorkommen. Die Hoffnung der Forschung beruht darauf, erwachsenen Menschen adulte Stammzellen zu entnehmen und diese mittels Wachstumshormonen zur Teilung und Weiterentwicklung anzuregen. Dabei sollen sie so »umprogrammiert« werden, dass sie anschließend z.B. Patienten mit Alzheimer injiziert werden können, um deren krankes Gewebe zu ersetzen.

Amniozentese. Die Amniozentese ist eine Fruchtwasseruntersuchung, die zwischen der 15. und 19. Schwangerschaftswoche durchgeführt werden kann, um erbliche Schäden bei ungeborenen Kindern festzustellen. Die Bauchdecke wird mit einer Hohlnadel durchstoßen, um Fruchtwasser (ca. 15–20 ml) zu entnehmen. Die im Fruchtwasser enthaltenen Nieren-, Blasen- und Hautzellen des Fetus werden kultiviert und dann mit einem DNS-Test auf bekannte Erbkrankheiten untersucht. Ein Ergebnis liegt nach ca. 10 bis 14 Tagen vor. Ein optischer Test mit fluoreszierenden Farbstoffen liefert schnellere Ergebnisse (nach ca. 1–3 Tagen), ist jedoch nicht so zuverlässig. Durch begleitende Ultraschalluntersuchungen wurde die Verletzungsgefahr für den Fetus deutlich reduziert. Es bleibt jedoch das Restrisiko der Auslösung einer Fehlgeburt.

Blastomeren. Die ersten Zellen eines Embryos vom Beginn der Zellteilung bis zur Bildung einer Keimblase (Blastozyste) werden Blastomeren genannt.

Blastozyste. Ein Embryo während des 4. bis 7. Tages der Entwicklung wird Blastozyste genannt: Die Blastozyste besteht aus äußerer Zellmasse (Trophoblast), aus der sich die Plazentateile entwickeln, und innerer Zellmasse (Embryoblast), aus der sich der Fetus entwickelt. Die Zellen der inneren Zellmasse sind pluripotent. Am 7. Tag nistet sich die Blastozyste in der Gebärmutter ein.

DNS/DNA. Desoxyribo-Nuklein-Säure (DNS), englisch: Desoxyribo-Nucleic-Acid (DNA). Die DNS ist die chemische Substanz der Gene und damit der Träger der Erbinformation in allen Lebewesen. In einem spiralförmigen Doppelstrang (Doppelhelix) ist die Erbinformation als Folge von Paaren der vier Basen Adenin, Cytosin, Guanin und Thymin gespeichert. Die DNS besitzt die Fähigkeit zur identischen Verdopplung.

EG-Zellen. Stammzellen, die aus den Vorläufern der Geschlechtszellen von abgetriebenen Föten gewonnen werden.

Embryo. Der nicht immer einheitlich verwendete Begriff »Embryo« bezeichnet in der Medizin meist die Leibesfrucht von der befruchteten Eizelle bis zum Abschluss der Organentwicklung (beim Menschen bis zum Ende des 3. Schwangerschaftsmonats). Danach nennt man die Leibesfrucht »Fetus« (Fötus). Das Embryonenschutzgesetz gilt vom Zeitpunkt der Befruchtung bis zum Abschluss der Einnistung in die Gebärmutter (ca. 14. Tag). Danach gelten die Bestimmungen des Strafgesetzbuchs (Schutz vor vorsätzlicher Tötung), eingeschränkt durch die Regelungen des Paragraphen 218.

Embryonale Stammzellen. Embryonale Stammzellen sind so etwas wie Grundzellen, aus denen sich alle Gewebeformen des Körpers entwickeln können und die in der Lage sind, sich unentwegt zu teilen. Diese Art von Stammzellen kann man aus so genannten überzähligen Embryonen bei der In-Vitro-Fertilisation (IVF) gewinnen oder aus abgetriebenen Föten (die nicht älter als 9 Wochen sein dürfen) oder durch therapeutisches Klonen.

ES-Zellen s. Embryonale Stammzellen.

Intracytoplasmatische Spermieninjektion (ICSI). Bei diesem mikroskopisch unterstützten Verfahren wird ein einzelnes Spermium direkt in die Eizelle injiziert. Es wird vor allem eingesetzt, wenn nur wenige Spermien in der Samenflüssigkeit vorhanden sind oder wenn die Befruchtungsfähigkeit der Spermien stark herabgesetzt ist.

In-vitro-Fertilisation (IVF). »In vitro« heißt wörtlich übersetzt »im Glas«. In-vitro-Fertilisation bezeichnet die künstliche Befruchtung außerhalb des Mutterleibs. Sie findet z.B. in einer Petrischale statt (im Glas), in der Eizellen und Samenzellen in Kontakt gebracht werden. In Deutschland dürfen nur so viele menschliche Eizellen außerhalb des Körpers der Frau zu Embryonen entwickelt werden, wie ihr sofort eingepflanzt werden können. So sollen »überzählige Embryonen« vermieden werden.

Klonen, Klonieren. Das Wort »Klon« hat einen griechischen Ursprung und bedeutet »Sprössling«. Es bezeichnet ursprünglich die durch ungeschlechtliche Vermehrung entstandene Nachkommenschaft pflanzlicher oder tierischer Lebewesen. Unter Klonen bzw. Klonieren versteht man Verfahren zur identischen Vervielfachung von Molekülen, Zellen, Geweben und Lebewesen. Bei möglichen Anwendungen auf Menschen werden zwei Varianten unterschieden:

Reproduktives Klonen Dieses Verfahren wurde durch das Klon-Schaf Dolly bekannt. In die entkernte Eizelle wird der Zellkern einer Körperzelle eingepflanzt. Die dann entstehende Blastozyste wird in die Gebärmutter einer Leihmutter eingepflanzt, die den Klon austrägt. Das Verfahren ist bei verschiedenen Säugetieren erprobt. Es ist noch mit hohem Aufwand verbunden: Viele Versuche sind notwendig, bis ein lebensfähiger Klon zur Welt kommt.

Therapeutisches Klonen: Ziel ist die Züchtung von Gewebe oder ganzen Organen, dessen Erbgut exakt mit dem des Patienten übereinstimmt. Erbgut aus einer gesunden Körperzelle wird in eine zuvor entkernte Eizelle gespritzt. Nach Heranreifen zur Blastozyste entnimmt man dieser Stammzellen aus der inneren Zellmasse (Embryoblaste), wobei die Blastozyste zerstört wird. Diese pluripotenten Zellen können im Labor kultiviert werden. Zur Zeit wird noch geforscht, um die entsprechenden »Schalter« zu bestimmen, mit denen sich diese Zellen so programmieren lassen, dass sie sich z.B. zu Insulin produzierenden Zellen oder ganzen Organen entwickeln.

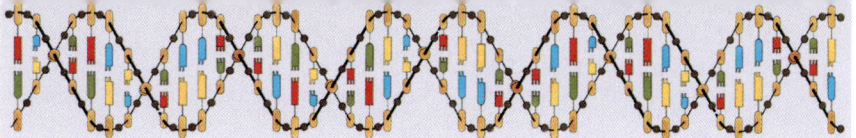

PID siehe Präimplantationsdiagnostik.

Pluripotente Zellen. Aus pluripotenten Zellen können sich unterschiedliche Teile eines Organismus entwickeln, jedoch nicht der ganze Organismus.

Präimplantationsdiagnostik (PID). Mit Hilfe der PID lassen sich genetische Schädigungen bereits wenige Tage nach der Befruchtung der Eizelle erkennen. Voraussetzung ist die Befruchtung außerhalb des Mutterleibes. In der Regel wird die PID am dritten Tag nach der Befruchtung durchgeführt. Der Embryo befindet sich dann im Stadium des Achtzellers. Man kann ihm – ohne ihn in seiner weiteren Entwicklung zu gefährden – Zellen entnehmen. Für die genetischen Tests reichen im Allgemeinen zwei Zellen aus. Sind die Testresultate zufriedenstellend, wird der Embryo in die Gebärmutter eingesetzt, andernfalls lässt man ihn absterben.

Ziel von PID ist es, nur diejenigen Embryonen für einen Transfer in den Mutterleib freizugeben, die höchstwahrscheinlich frei von genetischen Schädigungen sind.

Pränatale Diagnostik: Die PND beschränkt sich darauf, den Embryo im Mutterleib mittels verschiedener Methoden zu untersuchen und gegebenenfalls die Mutter bezüglich Abtreibung zu beraten.

Reproduktionsmedizin. Die Reproduktionsmedizin ist ein Teilgebiet der Medizin, welches Fortpflanzung und Fortpflanzungsprobleme und damit die Fachgebiete Andrologie, Ethik, Genetik, Gynäkologie, Urologie sowie der Rechtswissenschaften einschließt. Inhalte der Reproduktionsmedizin sind Fragen zu und Methoden der natürlichen und künstlichen Fortpflanzung wie z.B. die In-vitro-Fertilisation (IVF) und die intracytoplasmatische Spermieninjektion (ICSI). Ein besonders kontrovers diskutiertes Teilgebiet der Reproduktionsmedizin stellt das Klonen dar.

Stammzellen. Die Zellen im Inneren der Blastozyste bezeichnet man als embryonale Stammzellen. Diese pluripotenten Zellen können sich zu jeder Zellart des menschlichen Körpers entwickeln. In Tierversuchen ist es bereits gelungen, Nerven-, Blut-, Leber- und Herzmuskelzellen aus Stammzellen zu gewinnen. Von diesen Möglichkeiten verspricht man sich vor allem in Kombination mit Techniken des Klonens (therapeutisches Klonen) große medizinische Fortschritte. Krankes Gewebe oder sogar ganze Organe könnten durch entsprechend programmierte Stammzellen ersetzt werden. In letzter

Zeit wurden auch bei adulten Stammzellen (adult: erwachsen) vielversprechende Entdeckungen gemacht. Für die Gewinnung von adulten Stammzellen muss kein Embryo (Blastozyste) zerstört werden, da diese Zellen (z.B. aus dem Rückenmark eines Erwachsenen) direkt in Zellkulturen vermehrt und umprogrammiert werden können. Sie sollen dann ebenso wie die embryonalen Stammzellen zur Reparatur von krankem Gewebe eingesetzt werden.

Therapeutisches Klonen. Eine Methode, um Gewebe zu züchten, dessen Erbgut mit dem des zu behandelnden Empfängers identisch ist und das deswegen von dessen Immunsystem nicht abgestoßen wird. Technisch geht das so, dass eine Eizelle entkernt wird und in diese Eihülle das Erbmaterial aus gesunden Zellen eingespritzt wird. Diese teilt sich dann und reift zu einem Embryo heran, aus dem Stammzellen entnommen werden, die im Labor kultiviert werden können.

Totipotente Zellen. Zellen, die sich autonom zu einem ganzen lebensfähigen Organismus entwickeln können, werden als totipotent bezeichnet (z.B. Blastomeren im frühen Teilungsstadium).

Bildnachweis

Umschlag: Hans Erni, Laokoon, 1977, Acryl auf Pavatex, © Hans Erni

Grafik DNA-Doppelhelix am Kopf jeder rechten Seite aus: Günter Vogel/Hartmut Angermann: dtv-Atlas Biologie, Bd. 1. Graphische Gestaltung der Abbildungen Inge und István Szász. © 1984 Deutscher Taschenbuch Verlag, München

5 Henri Matisse, La Baigneuse, © Succession H. Matisse/VG Bild-Kunst, Bonn 2004

7 Aus: Wohin die Reise geht. Lebenswissenschaften im Dialog. Herausgegeben vom Verband Deutscher Biologen, Wiley-VCH Verlag, Weinheim 2002, S. 21

8 Foto: Patrick Werner. Aus: Landesverband Baden-Württemberg der Lebenshilfe für Menschen mit geistiger Behinderung e.V. (Hg.): Einblick. Katalog zur Wanderausstellung: »Persönlichkeiten schwarz auf weiß«, Stuttgart 1998

11 Gedenkstätte Grafeneck. Foto: Archiv Gedenkstätte Grafeneck

12 Aus: Verlegt nach Hadamar. Die Geschichte einer NS-»Euthanasie«-Anstalt. Begleitband zu einer Ausstellung des Landeswohlfahrtsverbandes Hessen, Historische Schriftenreihe des Landeswohlfahrtsverbandes Hessen, Kataloge, Band 2, Eigenverlag des LWV Hessen, Kassel 1991

15 Oskar Schlemmer, Drei gestaffelte Jünglinge mit ausgestrecktem und angewinkeltem Arm, Zweiter Folkwang Zyklus 1930, © 2004 Nachlass Oskar Schlemmer

17 Puppenwerkstatt. Foto: Rainer Wohlfahrt

18 Alberto Giacometti, Platz, 1948, © VG Bild-Kunst 2004

22 René Magritte, La tentative de l'impossible, 1928, © Photothèque R. Magritte – ADAGP, Paris 2005

23 Foto: Dieter Rüchel. Aus: Frankfurter Allgemeine Zeitung, 5. März 2005, S. 71

25 Hans Erni, Laokoon, 1977, Acryl auf Pavatex, © Hans Erni

26 Aus: Wohin die Reise geht. Lebenswissenschaften im Dialog. Herausgegeben vom Verband Deutscher Biologen, Wiley-VCH Verlag, Weinheim 2002, S. 33

28 Oliver Brüstle, Foto: Bernd Thissen, © dpa

29 © Regine Kollek, Nationaler Ethikrat, Berlin

31 Kasimir Malewitsch, Sportler, 1928,

34 Foto: epa, © dpa

38 Aus: Katharina Zimmer, Das Leben vor der Geburt. Die seelische und körperliche Entwicklung des Kindes im Mutterleib. Herausgegeben vom Bundesministerium für Familie und Senioren, Bonn 1991

41 Foto: AKG

45 Archiv

47 Grafik aus: SPIEGEL 37/1998

51 © Ian Wilmut, Roslin Institute, Edinburgh

53 © Hans R. Schöler, Max-Planck-Institut für molekulare Biomedizin, Münster

54 Auguste Rodin, Der Denker (1880). Aus: Auguste Rodin. Skulpturen und Zeichnungen, Benedikt Taschen Verlag, Köln 1993

55 Abbildung »Barbie«. Aus: SPIEGEL

56 Giorgio De Chirico, Der Verlorene Sohn, 1920, © VG Bild-Kunst, Bonn 2004

57 Aus: Frankfurter Allgemeine Zeitung vom 18. Februar 2004, S. N 1

60/61 Henri Matisse, Composition (Les Velours, 1947), © Succession H. Matisse / VG Bild-Kunst, Bonn 2004

62 Aus: Wohin die Reise geht. Lebenswissenschaften im Dialog. Herausgegeben vom Verband Deutscher Biologen, Wiley-VCH Verlag, Weinheim 2002, S. 26

63 © Wieslaw Smetek

64 Foto: Oliver Weiken, © dpa

65 Foto: PA Andrew Parsons, © dpa

67 Foto: PA Andrew Parsons, © dpa

69 © Gerhard Haderer/stern/PICTURE PRESS